MASTERCLASS
Cuidar es mi vocación, Cuidado con Empatía

Destrezas básicas para cuidadores de adultos mayores y personas dependientes de cuidado directo

Derechos de Autor © 2024

MASTERCLASS Cuidar es mi vocación, cuidado con empatía Destrezas básicas para cuidadores de adultos mayores y personas dependientes de cuidado directo

Todos los derechos reservados. Queda prohibida la reproducción, distribución, transmisión, almacenamiento en sistemas de recuperación de información o traducción de cualquier parte de esta obra, ya sea en forma impresa, electrónica o cualquier otro medio o método conocido o por conocer, sin el permiso previo por escrito del autor o propietario del derecho de autor.

Cualquier referencia o mención a productos, servicios, procesos u otra información por parte del autor o editor no constituye una aprobación, respaldo o recomendación del mismo.

Contacto:

- **Facebook:** Cuidar es mi vocación, cuidado con empatía
- **E-mail:** cuidaresmivocacion21@gmail.com
- **Instagram:** cuidaresmivocacion

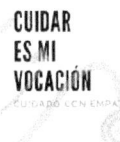

Tabla de Contenido

Agradecimiento..pág. 6-7
Introducción al masterclass..pág. 8-9
Rol del Cuidador..pág. 10-13
Ventajas de los cuidados en casa....................................pág. 14-15
Principales funciones del cuidador.................................pág. 16-18
¿Qué medicamentos no debo mezclar?.........................pág. 18-21
Cómo dar pastillas a adultos mayores...........................pág. 21-26
Cambios del envejecimiento..pág. 26-28
Enfermedades cardiovasculares.....................................pág. 28-31
Enfermedad pulmonar obstructiva crónica....................pág. 31-33
Cáncer..pág. 33-35
Diabetes...pág. 35-38
Síndrome del cuidador...pág. 38-39
Consejos para cuidarse a sí mismo-cuidadores................pág. 39
Signos vitales...pág. 39-49
Ulcera por presión (escaras)...pág. 49-52
Proceso de Valoración para Úlceras por Presión..........pág. 52-56
Estadios, protocolos y tratamientos..............................pág. 56-71
Cuidado de la piel...pág. 71-77
Movilización y transferencia...pág. 77-78
Aseo y comodidad.. pág. 78-80
Manejo de medicamentos en casa.................................pág. 81-84
Cuidados post-operatorios en casa...............................pág. 84-115
Guía de ejercicios de terapia física..............................pág. 115-116
Funciones del sistema urinario....................................pág. 116-127
Atención hospitalaria en los ancianos.........................pág. 127-136
Como trabajar por servicios profesionales..................pág. 136-150
Comprensión del Marco Legal....................................pág. 151-155
Establecimiento de Servicios y Tarifas.......................pág. 155-158
Marketing Personal y Construcción de Marca............pág. 158-162
Gestión de Clientes...pág. 162-164
Documentación y Registro..pág. 164-167
Finanzas y Contabilidad..pág. 167-179
Seguros y Protecciones...pág. 179-181
Desarrollo Profesional Continuo................................pág. 181-184
Cuidado Personal y Manejo del Estrés.......................pág. 184-186
Tareas por realizar..pág. 186-189
Listado de páginas y agencias....................................'....pág. 189-192
Lista de materiales de trabajo y gestión...........................pág. 192

Protocolo de Emergencia para Situaciones Inesperadas....pág. 195-197
Plan de Servicios de Cuidado Durante la Estadía Hospitalaria....pág. 197-199
Documentos Necesarios para la Carpeta de Trabajo........pág. 200-203
Estructura de plan de negocio..................................pág. 203-205
Destacando en el Cuidado......................................pág. 205-223
Hábitos de 21 días para el éxito...............................pág. 224-230
Este libro pertenece a...pág. 231
Sobre el autor..pág. 232

Este libro pertenece a:

Nombre: _____

Que encuentres en estas páginas no solo conocimiento, sino también la inspiración y la orientación que necesitas para brindar un cuidado excepcional a tus seres queridos. La dedicación y la atención que ofreces son un regalo invaluable, y este libro está diseñado para apoyarte en cada paso del camino.

Mensaje Especial:

"El cuidado es un acto de amor profundo y desinteresado. Cada gesto, cada atención y cada momento que dedicas a alguien que lo necesita es una expresión pura de empatía y cariño. A medida que recorras las páginas de este libro, recuerda que tu labor tiene un impacto poderoso en la vida de quienes cuidas. Eres una luz en su camino, un apoyo en sus momentos difíciles y una razón para sonreír. Que este libro te proporcione conocimientos valiosos, recordatorios tranquilizadores y consejos prácticos mientras sigues brindando tu cuidado amoroso. Tu esfuerzo no pasa desapercibido y tu dedicación es profundamente apreciada.

¡Sigue siendo un faro de esperanza y cuidado!"

Agradecimiento por su labor

"Cuando la gracia se combina con las arrugas, resultan adorables. Hay un amanecer indescriptible en la vejez feliz."
—Víctor Hugo

"El cuidador es la luz en la oscuridad que supone el Alzheimer para aquellos que lo sufren."
—Diario de un cuidador

Recuerda preocuparte por ti mismo también. Tú también eres importante.

Sembrando Empatía en el Cuidado

El cuidado de un ser querido o un paciente no solo requiere habilidades técnicas y conocimientos médicos; también demanda una profunda empatía. Sembrar empatía en nuestras prácticas de cuidado no solo mejora la calidad de vida de quienes atendemos, sino que también enriquece nuestra propia experiencia como cuidadores.

Empatía significa ponerse en el lugar del otro, entender sus emociones, miedos y necesidades. Es escuchar activamente, mostrar compasión y ofrecer un apoyo genuino. Al incorporar la empatía en cada aspecto de nuestro cuidado, creamos un ambiente de confianza y respeto mutuo.

Recordemos siempre que cada acción, por pequeña que sea, puede tener un gran impacto en la vida de alguien. Al ser empáticos, no solo cuidamos del cuerpo, sino también del alma, brindando consuelo y esperanza. Así, sembramos semillas de bienestar que florecerán en relaciones más humanas y significativas.

Valezzy Alverio Márquez MSN, MHCM, RN, NSLS

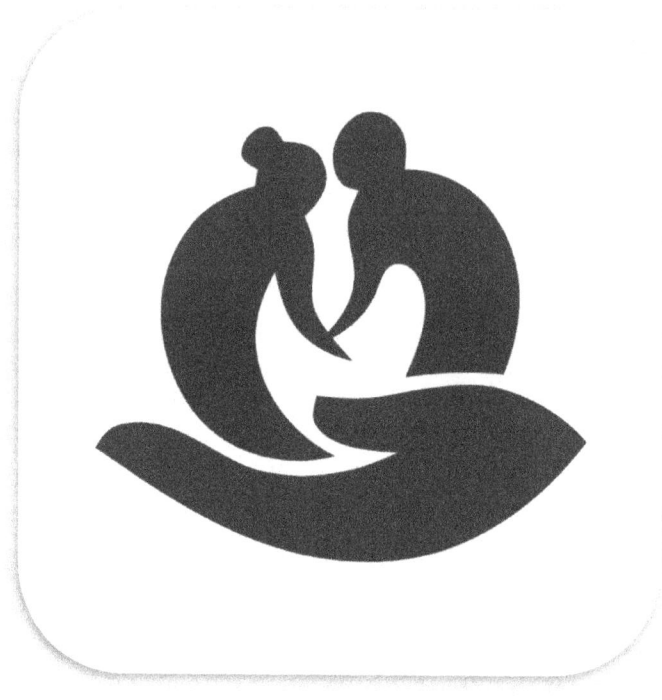

Es un rol que en su ejercicio brinda apoyo al adulto mayor en las actividades de la vida diaria, manteniéndolo en su hogar el mayor tiempo posible y conveniente, inserto en su comunidad y conservando sus roles familiares y sociales, con el fin de mejorar su calidad de vida.

Introducción al masterclass

Este libro masterclass es una guía integral diseñada para proporcionar a los cuidadores y enfermeros las herramientas y conocimientos necesarios para ofrecer cuidados efectivos y compasivos en el hogar. El contenido abarca una amplia variedad de temas esenciales, comenzando con una descripción detallada del rol del cuidador, incluyendo las responsabilidades y habilidades necesarias para desempeñarse eficientemente. Se destacan las ventajas de los cuidados en casa, subrayando cómo este entorno puede mejorar la calidad de vida y acelerar la recuperación de los pacientes.

Las funciones principales del cuidador se abordan en profundidad, explicando tareas como la asistencia en actividades diarias, el soporte emocional y la administración de medicamentos. Se incluyen secciones específicas sobre la seguridad en la medicación, destacando qué medicamentos no deben mezclarse y cómo administrar pastillas a adultos mayores de manera efectiva. También se discuten los cambios del envejecimiento y cómo los cuidadores pueden adaptarse a ellos para ofrecer el mejor cuidado posible.

El libro cubre enfermedades comunes en la tercera edad, como las cardiovasculares, la enfermedad pulmonar obstructiva crónica, el cáncer y la diabetes, proporcionando estrategias de manejo y cuidado. Se dedica una parte significativa al síndrome del cuidador, reconociendo el estrés y agotamiento que pueden experimentar, y ofreciendo consejos prácticos para el autocuidado.

Un aspecto crucial del libro es la guía sobre cómo medir y entender los signos vitales, lo cual es fundamental para monitorear la salud del paciente. También se aborda la prevención y tratamiento de úlceras por presión, con un enfoque en protocolos y tratamientos específicos. El cuidado de la piel, la movilización y transferencia de pacientes, así como el mantenimiento de la higiene y comodidad, son temas cubiertos con detalle.

Además de estos aspectos, se ofrece una guía sobre el manejo de medicamentos en casa y cuidados post-operatorios, proporcionando estrategias para asegurar una recuperación segura y efectiva en el hogar. Se incluye una lista de contactos importantes y una guía de ejercicios de terapia física para mantener y mejorar la movilidad de los pacientes.

El libro también aborda la comprensión del marco legal, la importancia de la profesionalización en el cuidado y la enfermería a domicilio, y las ventajas de trabajar por servicios profesionales. Se incluye información sobre regulaciones y leyes aplicables, la obtención y mantenimiento de licencias profesionales, y las implicaciones fiscales de trabajar de manera independiente.

Además, se proporcionan consejos sobre cómo establecer servicios y tarifas, marketing personal y construcción de marca, gestión de clientes, documentación y registro, finanzas y contabilidad, seguros y protecciones, y desarrollo profesional continuo. Se enfatiza la importancia del cuidado personal y el manejo del estrés para los cuidadores, proporcionando estrategias y recursos para su bienestar.

Por último, se incluyen tareas por realizar, una lista de páginas y agencias gubernamentales, una lista de materiales de trabajo y gestión, un protocolo de emergencia para situaciones inesperadas, un plan de servicios de cuidado durante la estadía hospitalaria, documentos necesarios para la carpeta de trabajo, una estructura de plan de negocio, y estrategias para destacar en el cuidado brindado. Esta guía completa y detallada es una herramienta invaluable para cualquier cuidador o enfermero que desee proporcionar un cuidado excepcional y profesional a sus pacientes en el hogar.

¡Éxito!

Rol del cuidador

Los cuidadores informales

Personificados habitualmente por familiares, amigos o vecinos, no disponen de capacitación, muchas veces no perciben remuneración, o si las perciben son insuficientes, tienen una elevada responsabilidad afectiva y con asiduidad no tienen límite de horario. Dentro de este grupo suelen identificarse el cuidador principal (cónyuge o familiar femenino más próximo) y los cuidadores secundarios que no tienen la central responsabilidad del cuidado del adulto mayor sino que secundan al principal. (Gallardo P., Rojas M., 2016)

El cuidador formal

Es quien adopta una capacitación teórica práctica desde una concepción bio-psico-social de la vejez y del envejecimiento en interacción con su ambiente, que apu
nta a crear habilidades de autovaloración y auto cuidado, desenvuelve prácticas, habilidades a través de las tareas habituales como cuidador domiciliario toma de decisiones, prevención de situaciones de riesgo y derivación profesional ante circunstancias que lo excedan. Esta formación se realiza desde una mirada interdisciplinaria de la vejez y el envejecimiento. Apunta a la apropiación de conocimientos y prácticas, destinadas a promover la autonomía de las personas mayores, a través del acompañamiento, apoyo y sustitución (en el caso que la situación lo requiera) en las actividades de la vida cotidiana. (Gallardo P., Rojas M., 2016)

Deberes y responsabilidades del cuidador de personas mayores

Sus deberes como cuidador pueden variar cada día, pero algunas tareas básicas siguen siendo las mismas cuando cuida a un padre anciano o a un ser querido mayor o persona mayor que este cuidando. (Surpass., 2020)

Principales responsabilidades de los cuidadores

Evaluar las necesidades médicas

Controlar la salud del adulto mayor es una responsabilidad importante del cuidador. Es posible que deba ayudar a realizar un seguimiento de las citas médicas, administrar medicamentos y afecciones crónicas, o evaluar los niveles de dolor. Es una buena idea hablar regularmente sobre la salud del adulto mayor con su médico y otros profesionales de la salud.

Elaborar un plan de cuidados

Preparar un plan de atención que aborde las necesidades y objetivos de atención del adulto mayor puede ser útil cuando comience su viaje de cuidado. Un plan puede ayudarlo a determinar cuántas horas de atención al día requerirá si necesita ayuda adicional para garantizar su salud y seguridad.

Ayudar con las necesidades básicas

Los problemas de memoria y movilidad pueden dificultar incluso las necesidades básicas, como comer, bañarse, arreglarse e ir al baño, comúnmente conocidas como actividades de la vida diaria. Regístrese con frecuencia y preste atención a los signos y cambios específicos para determinar si su ser querido necesita ayuda adicional.

Proporcionar compañía

Una de las partes más esenciales, pero que a veces se pasa por alto, del cuidado es el compañerismo. Los sentimientos de soledad en los adultos mayores pueden tener graves consecuencias para la salud, incluida la depresión. Cuando cuida a un adulto mayor que está envejeciendo, está creando oportunidades para fortalecer su vínculo y conexión.

Ayuda con la limpieza

A medida que el adulto mayor envejece, mantener un hogar puede volverse cada vez más difícil. Los adultos mayores pueden necesitar ayuda con los platos, sacar la basura o pasar la aspiradora. Si vive en una casa, el trabajo de jardinería, palear la nieve y el mantenimiento diario pueden ser demasiado para ellos incluso con su ayuda. Considere si su ser querido se beneficiaría de la comodidad y el apoyo de una comunidad para personas mayores.

Controle los medicamentos

Los adultos mayores a menudo toman varios medicamentos recetados para tratar enfermedades crónicas. Es posible que necesite ayuda para realizar un seguimiento de su lista de medicamentos, comprender las interacciones entre medicamentos y tomar las dosis prescritas en el momento adecuado. Puede ayudar a reducir el riesgo de sobre medicación creando sistemas de recordatorio y controlando sus medicamentos.

Evalúe su plan de atención con regularidad

A medida que las circunstancias que lo rodean a usted y al adulto mayor cambian inevitablemente, será necesario ajustar el plan de atención. Revíselo regularmente para determinar qué funciona, qué no y qué debe adaptarse. Manténgase en estrecho contacto con el médico y otros profesionales de la salud para analizar cualquier cambio.

Prepara comidas

La preparación de alimentos puede volverse cada vez más difícil con la edad. Si vive solo, es posible que le falte la energía o la motivación para cocinar. En algunos casos, los problemas de memoria y equilibrio pueden hacer que cocinar no sea seguro. Como cuidador, puede ayudar con las compras de comestibles, preparar comidas o encontrar alternativas para garantizar que obtenga una nutrición adecuada.

Ayudar con la transferencia y la movilidad.

Las caídas son un riesgo importante para la salud de los adultos mayores. Puede tener dificultades para moverse o transferirse, por ejemplo, de su cama por la mañana a una silla por la tarde. Como cuidador, puede tomar medidas para ayudar a prevenir caídas y ayudar a mantenerse seguro y cómodo.

Proporcionar transporte

Posible que el transporte público o la conducción ya no sean opciones seguras. Es posible que deba buscar alternativas de transporte para personas mayores para llevarlo a las citas con el médico y otras actividades (Surpass., 2020). Es frecuente pensar que las funciones del cuidador de adultos mayores las puede realizar cualquier persona. Por el contrario, el cuidado de personas encasa ya sea por que sufren una lesión, problemas de movilidad o alguna dificultad común en la tercera edad, es una profesión para la que se necesita experiencia y cualidades específicas, entre ellas:

Es frecuente pensar que las funciones del cuidador de adultos mayores las puede realizar cualquier persona. Por el contrario, el cuidado de personas encasa ya sea por que sufren una lesión, problemas de movilidad o alguna dificultad común en la tercera edad, es una profesión para la que se necesita experiencia y cualidades específicas, entre ellas:

- o Buena comunicación
- o Coordinación y planificación
- o Paciencia
- o Vocación

- Eficacia
- Iniciativa
- Empatía
- Conocimiento
- Deseos de aprender

Los cuidadores de ancianos conocen la importancia del auto cuidado para prevenir el síndrome del cuidador, es decir, para evitar el desgaste físico y psicológico que genera un trabajo tan exigente. Por todas estas razones, la labor de las personas cuidadoras merece el mismo reconocimiento que el resto de las profesiones.

Ventajas de los cuidados en casa

Son muchos los beneficios de cuidar a las personas mayores en casa, ya sea mediante los servicios de tele asistencia o los cuidados domiciliarios. De hecho, garantizar la permanencia en el hogar de los ancianos es una de las principales ventajas de estos servicios.

En el caso de los cuidadores, estos ayudan en gran medida a que las personas mayores envejezcan en sus domicilios y aportan los siguientes beneficios:

- Contar con una atención cercana y profesional.
- Conservar las rutinas.
- Mantener las relaciones sociales.
- Mejorar el estado de ánimo.
- Disfrutar de la comodidad e intimidad del hogar.
- Favorecer la autonomía e independencia.
- Repercutir positivamente en la salud física, mental y emocional

Cuidar a las personas mayores en casa ofrece una serie de ventajas significativas que van más allá de la mera asistencia física. Estos beneficios abarcan aspectos emocionales, sociales y de bienestar general, contribuyendo al envejecimiento saludable y al mantenimiento de una alta calidad de vida. Aquí se exploran algunas de estas ventajas de manera más detallada:

Atención Cercana y Profesional: La atención en el hogar brinda a los ancianos la oportunidad de recibir cuidados personalizados y adaptados a sus necesidades específicas. Los cuidadores pueden centrarse en las particularidades de cada individuo, ofreciendo una atención más cercana y personalizada en comparación con entornos más institucionalizados.

Conservación de Rutinas: Mantener las rutinas familiares y personales es esencial para la estabilidad emocional y mental de las personas mayores. El cuidado en el hogar permite conservar las rutinas diarias establecidas, proporcionando un sentido de continuidad y seguridad que contribuye positivamente al bienestar general.

Relaciones Sociales Continuas: El entorno hogareño facilita la preservación de las relaciones sociales existentes. Las interacciones con familiares, amigos y vecinos son fundamentales para el bienestar emocional. Al permanecer en casa, los ancianos pueden seguir participando activamente en su red social, lo que contribuye a su felicidad y satisfacción general.

Mejora del Estado de Ánimo: El ambiente familiar y las interacciones cercanas con los seres queridos suelen tener un impacto positivo en el estado de ánimo de las personas mayores. La familiaridad del entorno y las relaciones afectivas contribuyen a generar emociones positivas, reduciendo el riesgo de depresión y fomentando una perspectiva más optimista.

Comodidad e Intimidad del Hogar: El hogar es un espacio cargado de significado emocional, comodidad e intimidad. Permanecer en este entorno familiar brinda a los ancianos una sensación de seguridad y pertenencia, lo que puede tener un impacto significativo en su bienestar psicológico y emocional.

Autonomía e Independencia: El cuidado en casa fomenta la autonomía e independencia de las personas mayores. La capacidad de tomar decisiones sobre su entorno y participar en las actividades cotidianas contribuye a mantener un sentido de control sobre sus vidas, promoviendo así la autoestima y la satisfacción personal.

Impacto Positivo en la Salud Integral: La atención domiciliaria puede tener un impacto positivo en la salud física, mental y emocional de los ancianos. La familiaridad del entorno contribuye a reducir el estrés, mejorando la calidad del sueño y fomentando hábitos de vida más saludables. Además, la atención personalizada puede adaptarse a las necesidades médicas específicas de cada individuo.

En resumen, los cuidados en casa no solo representan una alternativa práctica para la atención de personas mayores, sino que también ofrecen una variedad de beneficios que promueven un envejecimiento saludable y una calidad de vida óptima. Al reconocer y aprovechar estas ventajas, se puede proporcionar un cuidado integral que respete la individualidad y el bienestar emocional de quienes envejecen en su hogar.

Principales funciones de los cuidadores de adultos mayores

La experiencia y las cualidades que se necesitan para cuidar personas mayores, también hay una serie de tareas que un cuidador o cuidadora de ancianos debe llevar a cabo. Las funciones del cuidador de adultos mayores abarcan gran parte de su rutina diaria.

- o Evaluar las necesidades médicas
- o Llevar un registro de las citas médicas
- o Evaluar los niveles de dolor
- o Estar al tanto de la salud del mayor
- o Hablar regularmente con su médico y otros profesionales de la salud

A parte de la necesidad de controles médicos frecuentes, también es común en la tercera edad contar con uno o varios tratamientos farmacológicos. Por ello, otra de las funciones de los cuidadores es ayudarles a llevar un registro de sus medicamentos, de forma que no se les olvide ninguna toma, además de vigilar los posibles efectos secundarios y las interacciones entre fármacos y alimentos.

- o Interacciones de los alimentos sobre los medicamentos: cuando un alimento perjudica a la efectividad de los fármacos.
- o Interacciones de los medicamentos sobre los alimentos: cuando un medicamento conlleva la mala absorción de un nutriente.

La interacción entre un medicamento y un alimento puede tener consecuencias muy variadas y de diferente intensidad. De hecho, cuando este problema es grave y relevante, es necesario reajustar la dosis del medicamento, algo que siempre debe hacer un profesional médico. El riesgo no es el mismo en todas las personas. Existen una serie de factores que pueden incrementar el riesgo al tomar simultáneamente ciertos alimentos y medicamentos, como son:

- Malos hábitos alimenticios.
- Enfermedades crónicas.
- Problemas renales y hepáticos.

Las funciones de los cuidadores de adultos mayores van más allá de brindar atención física; también involucran aspectos médicos y farmacológicos esenciales para el bienestar de quienes cuidan. A continuación, se detallan algunas de las funciones clave que los cuidadores desempeñan en la rutina diaria:

Evaluación de Necesidades Médicas: Los cuidadores asumen la responsabilidad de evaluar las necesidades médicas de los adultos mayores a su cargo. Esto implica estar atentos a cambios en la salud, síntomas nuevos o agravados, y cualquier signo de malestar físico.

Registro de Citas Médicas: Llevar un registro detallado de las citas médicas es crucial para garantizar un seguimiento adecuado de la salud. Los cuidadores coordinan y organizan las citas, asegurándose de que los adultos mayores reciban la atención médica necesaria de manera oportuna.

Evaluación de Niveles de Dolor: La gestión del dolor es una parte integral del cuidado de personas mayores. Los cuidadores evalúan los niveles de dolor, comunicándose efectivamente con los adultos mayores para entender sus experiencias y tomar medidas adecuadas.

Mantenimiento de la Conexión con Profesionales de la Salud: Los cuidadores mantienen una comunicación regular con los médicos y otros profesionales de la salud que atienden a los adultos mayores. Compartir información sobre cambios en la salud y seguir las recomendaciones médicas son aspectos fundamentales de esta función.

Registro y Supervisión de Medicamentos: El registro y la supervisión de medicamentos son tareas esenciales. Los cuidadores ayudan a los adultos mayores a llevar un registro detallado de sus medicamentos, asegurándose de que se tomen según lo recetado. Además, vigilan posibles efectos secundarios y las interacciones entre fármacos y alimentos.

Interacciones Alimento-Medicamento: Los cuidadores están capacitados para comprender las interacciones entre los alimentos y los medicamentos. Esto incluye el conocimiento de cuándo ciertos alimentos pueden afectar la efectividad de los medicamentos y viceversa. La supervisión de estas interacciones es esencial para garantizar la eficacia de los tratamientos.

Factores de Riesgo en Interacciones Alimento-Medicamento: Reconociendo que no todas las personas tienen el mismo riesgo, los cuidadores consideran factores como malos hábitos alimenticios, enfermedades crónicas y problemas renales o hepáticos al gestionar las interacciones alimento-medicamento. Esto ayuda a personalizar la atención y minimizar los riesgos asociados.

Gestión de Tratamientos Farmacológicos: Además de llevar un registro, los cuidadores ayudan en la administración adecuada de tratamientos farmacológicos. Esto incluye recordar a los adultos mayores cuándo tomar sus medicamentos, dosis correctas y cualquier precaución especial indicada por los profesionales de la salud.

Estas funciones demuestran la importancia integral de los cuidadores en el manejo de la salud y el bienestar de los adultos mayores, contribuyendo a un enfoque holístico que aborda tanto las necesidades médicas como las consideraciones nutricionales para garantizar un cuidado efectivo y seguro.

¿Qué alimentos y medicamentos no debemos mezclar?

La primera combinación que debemos evitar es la de la leche y productos ricos en calcio con:

- o Suplementos de hierro
- o Muchos antibióticos.

Segundo lugar, no debemos tomar los siguientes medicamentos con zumo, sobre todo, de pomelo:

- o Fármacos para el tratamiento de la psoriasis, artritis reumatoide, cáncer, osteoporosis y alergias.
- o Antibióticos, como la ciprofloxina y levofloxacina.
- o Estrógenos.
- o Antiácidos.

Los líquidos que puede causas una interacción con ciertos tratamientos es el café, que no debemos mezclar con:

- o Alendronato, usado por pacientes con osteoporosis.
- o Antibiótico penicilina.
- o Antiasmáticos.

Es importante evitar el consumo excesivo de sal o de alimentos ricos en sal, si seguimos un tratamiento para la hipertensión o la hipotensión. Los alimentos ricos en vitamina K, por ejemplo, verduras de hoja verde, vegetales crucíferos o el hígado, pueden repercutir en la efectividad de los anticoagulantes. De hecho, además de las personas mayores, los pacientes que toman fármacos anticoagulantes o trombolíticos también son un grupo de especial riesgo de sufrir interacciones entre medicamentos y alimentación.

Hay medicamentos que reducen la absorción de las vitaminas

Hay medicamentos que impiden a nuestro organismo absorber correctamente las vitaminas que contiene nuestra dieta. Entre los casos más relevantes de fármacos que pueden causar hipovitaminosis, destacamos los siguientes:

- o Antibióticos: concretamente los que contienen tetraciclina, pueden impedir la absorción de vitaminas como la B2, B3, B5, B6, B8, B9 y B12.
- o Anticonceptivos: disminuyen el uso de las vitaminas C, B6, B9 y B12.

- Antiepilépticos: influyen en el metabolismo de las vitaminas D, K y B12.
- Laxantes: repercuten en la absorción de las vitaminas D, E y B12.
- Fármacos para tratar el colesterol: evitan que el organismo asimile correctamente las vitaminas A, D, K y B12.
- Anticoagulantes, como la heparina: modifican la asimilación de la vitamina D en nuestro organismo.

Hipotaminosis o avitaminosis: es la total ausencia de vitaminas en una persona. El término más correcto a emplear es hipovitaminosis, que expresa mejor la idea de que se produce un déficit o carencia parcial en la cantidad de una vitamina o un grupo de ellas en el organismo. Es necesario seguir una serie de sencillas pautas para asegurarnos de que nuestros medicamentos y alimentación no se ven modificados. Estas son:

- Atención a las etiquetas: cuando vayamos a comenzar un tratamiento, lo primero es leer atentamente el prospecto, donde aparece información sobre los alimentos que pueden interaccionar con el fármaco.
- Dar a conocer al médico nuestros datos alimenticios: antes de comenzar cualquier tratamiento, es importante que el profesional médico conozca todas nuestras peculiaridades nutricionales. Por ejemplo, si somos alérgicos o intolerantes a algún alimento, si estamos siguiendo alguna dieta concreta o, sobre todo, si tomamos algún complemento alimenticio.
- Respetar las instrucciones médicas: seguir fielmente las pautas que nos impone el profesional sanitario es fundamental para prevenir cualquier riesgo de desnutrición, ineficacia del fármaco o intoxicación.
- Evitar el zumo de pomelo y el alcohol: aunque no todos los alimentos alteran los efectos de los medicamentos, estos dos tipos de bebidas son los que más pueden interferir en la metabolización de los fármacos y en su efectividad en nuestro organismo.

Medidas de prevención

- Prevenir una interacción entre medicamento y alimentación es esencial la cuestión de cuándo tomar el fármaco con respecto a las comidas que se realizan durante el día.
- Adaptar el horario de las comidas para que no coincidan con las horas establecidas para nuestra toma de medicamentos.
- La mayoría de los medicamentos pueden o deben tomarse con un vaso de agua y el estómago vacío, reduciendo considerablemente el riesgo de una interacción. Sin embargo, hay tratamientos farmacológicos que pueden dañar nuestro aparato digestivo si no hemos comido en el momento o poco antes de ingerir el medicamento.
- Cuando la interacción entre el medicamento y el alimento es grave o no puede evitarse, debemos acudir al médico para que valore la necesidad del paciente de tomar suplementos nutricionales y ajustar la dosis del tratamiento farmacológico.

¿Cómo dar pastillas a adultos mayores?

La medicación en la tercera edad cuenta con una serie de factores importantes y específicos. Y es que las personas mayores de 65 años tienen más problemas para eliminar y asimilar sustancias y esto puede provocar que los medicamentos tengan mayor efecto o pueden presentar alguna complicación. A partir de esta edad, suelen aparecer una serie de enfermedades y patologías que necesitan de un tratamiento específico y que, sumado a la dificultad para eliminar estas sustancias, requieren especial atención en las tomas y dosis recetadas por el médico.

Técnicas para dar pastillas a las personas mayores

Recordar toda la toma para seguir el tratamiento indicado por el médico. Algunas técnicas para evitar olvidos son:

- Elaborar un listado de medicamentos. Anotar en un cuaderno los medicamentos a tomar, dosis, momento del día, fecha de inicio y de fin del tratamiento, formato indicando posibles efectos secundarios. Crear además varias copias para tener a mano.
- Crear una copia para el médico y el farmacéutico. Así ellos la podrán revisar e intentar ajustar la toma de medicamentos de forma que sean más fáciles de recordar.
- Elegir una farmacia e ir siempre a ella. De esta forma no solo estarán familiarizados con los tratamientos a seguir, sino que pueden recomendar alternativas en cuanto a dosis y medicamentos.
- Seguir a fielmente las recomendaciones de los profesionales. Es importante atender tanto al momento de la toma como a la dosis para conseguir que el medicamento tenga el efecto deseado.
- Seguir una dieta equilibrada y unos hábitos de comida regulares. La alimentación es muy importante en nuestra salud y además, si seguimos unos horarios de comida todos los días, podremos evitar la interferencia entre alimentos y medicamentos.

Reglas para tomar las medicinas de forma segura

Seguir las instrucciones: cuando un profesional nos receta un medicamento, nos indica las dosis, el horario de toma, el formato, la duración… Este tipo de indicaciones las debemos tener en cuenta y seguir a rajatabla si queremos conseguir que el tratamiento nos haga efecto. Cada vez que compremos un medicamento nuevo, leer bien la etiqueta y analizar en detalle las contraindicaciones, posibles efectos adversos. Mantener los medicamentos en lugares frescos, secos y oscuros y respetar la fecha de caducidad indicada son dos puntos fundamentales que también debemos tener en cuenta.

Usar la cantidad correcta: en la toma de pastillas es especialmente importante ingerir la cantidad exacta recomendada por el profesional. Tomar una dosis mayor porque creemos que así puede acabar antes con nuestro dolor o enfermedad, es un error muy grave que puede resultar muy perjudicial para nuestro organismo; incluso mortal.

Tomar los medicamentos a tiempo: Es fundamental tomar los medicamentos cuando el médico nos los receta y en el momento adecuado del día para evitar interacción con la alimentación y que su efecto sea el necesario. Tomarlos con las comidas, activar recordatorios, crear un calendario de tomas… son algunas de las cosas que podemos hacer para no olvidar tomar la medicación.

Encender la luz: Cuando tengamos que tomar nuestros medicamentos es conveniente encender la luz para tener mejor visibilidad y no confundirnos de medicación, especialmente si tenemos varios tratamientos diferentes. Además, si tenemos problemas de visión, es fundamental ponerse las gafas para identificar bien el medicamento y que estos estén correctamente clasificados en su caja o con el nombre bien visible.

Avisar en caso de problema: en caso de notar cualquier efecto secundario o que el medicamento no cumple su función, avisa inmediatamente a tu médico para que te recete o recomiende una alternativa.
No compartir: cada persona cuenta con unas características propias, especialmente en el ámbito de la salud. No todos los organismos reaccionan igual ante una enfermedad ni responde del mismo modo a los medicamentos. Por ello, no debemos nunca compartir la medicación con otra persona.

Informar al médico de la ingesta de tabaco, drogas y alcohol: las drogas, el alcohol y el tabaco pueden provocar complicaciones en la toma de medicamentos y revertir sus efectos. Es importante que en el caso de que consumas cualquiera de ellos, seas totalmente transparente con tu médico para que este pueda seleccionar el mejor tratamiento.

Cómo dar pastillas a personas mayores: Consejos

Al dar pastillas a personas mayores, podemos encontrarnos con algunos problemas derivados de la incapacidad de estos a la hora de tragar o ingerir determinados medicamentos o a la hora de ajustar la dosis recomendada por el médico. Los fármacos se presentan en una forma específica con el objetivo de no verse alterados, a veces para facilitar la toma se manipulan. Una práctica que sin embargo puede entrañar algunos riesgos y que en algunos casos no ha de hacerse bajo ningún concepto.

Triturar la medicación: problemas con la deglución u otros trastornos, complican dar pastillas a personas mayores y convierten en práctica habitual el triturado de medicamentos o el vaciado de cápsulas de forma que permita ingerir de una forma más sencilla los fármacos. Esta técnica no es aconsejable en determinados medicamentos porque en muchos casos su presentación tiene el objetivo de corregir malos olores o sabores que complicarán su toma y en muchos otros casos, se pueden eliminar los beneficios de los principios activos.

Partir la medicación: las dosis recetadas por los médicos pueden ser en ocasiones menores a las que corresponden en los medicamentos. Este problema unido a la incapacidad de alguna persona de tragar correctamente medicamentos demasiado grandes hace que partir pastillas sea también una práctica habitual. Cuando realizamos esta técnica sin embargo debemos tener mucho cuidado y asegurarnos de realizar un corte adecuado, sin que este haga que la dosis sea excesivamente elevada o mínima para evitar riesgos en la salud o que el medicamento no tenga el efecto esperado.

Buscar alternativas: muchos medicamentos tienen ya en la actualidad diferentes formatos de presentación de forma que se adaptan perfectamente a las necesidades del paciente y de la dosis a administrar. A la hora de dar pastillas a personas mayores, si vemos que tiene problemas con el formato de un medicamento, es recomendable optar por otro formato o, si no existiese, hablar con el médico para que nos recete una alternativa.

Medicamentos que nunca se deben triturar: como norma general, existen algunos medicamentos que nunca se deberían de manipular, como en los siguiente casos:

- o   Medicamentos de liberación sostenida: Existen fármacos que se presentan con una cubierta especial cuya función es ir dosificando la cantidad de medicamento en el organismo por lo que al triturar o partir este tipo de medicamentos, el paciente estaría expuesto a una sobredosis.
- o   Cubierta entérica: Este tipo de cobertura, está pensada para que el principio activo se libere en el intestino, pasando el medicamento intacto por el estómago para evitar así la irritación de este órgano.
- o   Fármacos sublinguales o bucales: Estos productos han sido diseñados para deshacerse en la boca para que lleguen a la sangre en un corto espacio de tiempo. Manipularlos de alguna forma puede hacer que pierdan o minimicen su efecto.
- o   Inhalación: Partir o triturar ciertos medicamentos puede entrañar cierto riesgo para la salud de la persona que realice esta acción al exponerse a la inhalación de algunos medicamentos que pueden dispersarse por el aire.

Si eres la persona encargada de dar pastillas a alguna persona mayor dependiente, como si tienes que seguir tú mismo un tratamiento, es necesario que tengas en cuenta las siguientes recomendaciones:

- o   No a la automedicación: Aunque hayas tenido el mismo problema con anterioridad y tengas en casa el medicamento que te recetó en su momento el médico, no debes auto medicarte. Acude a la consulta para que el facultativo determine cuál es el tratamiento más correcto.

- Infórmate bien: Si no entiendes algo sobre el medicamento administrado, pregúntale a tu médico. Al igual que si tienes dudas sobre el momento de la ingesta, dosis, duración o cualquier duda que pueda surgirte.
- Tipo de administración: En el mercado existen multitud de formatos, consulta con tu médico o farmacéutico la administración de cada uno de los medicamentos recetados. Una incorrecta aplicación puede no tener los efectos deseados. Asimismo, si tienes algún problema con el tipo de formato, consúltalo con el facultativo para que te pueda ofrecer alternativas.
- Transparencia: Para que el doctor pueda ofrecernos un tratamiento que se ajuste a nosotros, debe tener toda la información. Ocultarle datos es contraproducente para nuestra salud. No te olvides de indicar si tomas algún producto natural como alternativa a la medicina, ingesta de alcohol, drogas o tabaco o las alergias que padeces.
- Efectos secundarios: Los medicamentos tienen posibles efectos secundarios. Es decir, pueden manifestarse o no. Es importante analizar y registrar cualquier tipo de efecto adverso en la toma de un fármaco.

El envejecimiento normal incluye los siguientes cambios, pero no se limita a ellos:

Corazón. Los músculos cardíacos se engruesan con la edad. La tasa máxima de bombeo del corazón y la capacidad del cuerpo para extraer oxígeno de la sangre disminuyen con el tiempo.

Arterias. Las arterias tienden a volverse rígidas con la edad. El corazón mayor tiene que latir más fuerte para aportar la energía necesaria para impulsar la sangre hacia unas arterias menos elásticas.

Pulmones. La capacidad inspiratoria máxima puede reducirse en un 40% entre los 40 y los 70 años.

Cerebro. Con la edad el cerebro pierde parte de los axones y de las neuronas que se conectan unas con otras. Los estudios recientes indican que el cerebro mayor puede estimularse para que produzca neuronas nuevas, pero las condiciones exactas que estimulan este crecimiento son desconocidas.

Riñones. Los riñones se vuelven progresivamente menos eficientes para retirar los desechos de la sangre.

Vejiga. La capacidad de la vejiga se reduce.

Grasa corporal. La grasa corporal típicamente aumenta hasta aproximadamente la edad media de la vida y luego se estabiliza hasta el final de la vida, cuando el peso tiende a reducirse. Cuando el peso disminuye, la gente mayor pierde tanto músculo como grasa. Con la edad la grasa se redistribuye a los órganos internos a partir de la piel.

Músculos. Sin el ejercicio la masa muscular se reduce en un 22% en las mujeres y en un 23% en los hombres entre los 30 y los 70 años. El ejercicio puede reducir la velocidad de esta pérdida.

Huesos. El mineral del hueso se pierde y es sustituido durante la vida, pero las pérdidas superan a la reposición en las mujeres alrededor de los 35 años. Esta pérdida se acelera con la menopausia. Un ejercicio regular de levantamiento de peso y una alta ingesta de calcio pueden ralentizar la pérdida ósea.

Visión. La dificultad para enfocar de cerca puede empezar alrededor de los 40 años. Tras los 50 años hay un aumento de la sensibilidad al deslumbramiento, una mayor dificultad para ver en condiciones de baja luminosidad y más dificultad para detectar los objetos en movimiento. Los cambios de adaptación a la luz y la conducción nocturna se hacen más difíciles. A los 70 años, la capacidad para distinguir detalles finos empieza a decaer.

Oído. Se hace más difícil oír a altas frecuencias con la edad y esta pérdida empieza a acelerarse en la edad media de la vida. Incluso las personas mayores con un buen oído pueden tener dificultades para distinguir las vocales y comprender el habla, sobre todo en situaciones con altos niveles de ruido de fondo. El oído decae más rápidamente en los hombres que en las mujeres.

Personalidad. La personalidad permanece extraordinariamente estable en la vida adulta, y rara vez la gente mayor sana muestra signos de cambio de la personalidad durante sus últimos años. La personalidad no suele cambiar de forma radical ni siquiera como resultado de unos cambios del estilo de vida importantes como la jubilación o la muerte de un ser querido. La gente mayor que sufre problemas de salud, enfermedades crónicas y dolor tienen un mayor riesgo de depresión y de aislamiento social (Dollemore, 2005).

Enfermedades cardiovasculares

La enfermedad cardíaca es causada por **la aterosclerosis**, que es la acumulación durante muchos años de depósitos grasos, o placas, en las paredes de las arterias coronarias. Las arterias coronarias rodean el exterior del corazón y suministran los nutrientes de la sangre y oxígeno al músculo cardíaco. Cuando la placa se acumula dentro de las arterias, hay menos espacio para que la sangre fluya normalmente y suministre oxígeno al corazón. Si el flujo de sangre al corazón se reduce por la acumulación de placa o se obstruye si una placa se rompe repentinamente, puede causar **angina** (dolor o malestar en el pecho) o un ataque cardiaco. Cuando el músculo cardíaco no obtiene suficiente oxígeno y nutrientes de la sangre, las células del músculo cardíaco mueren ataque cardíaco y debilitan el corazón, disminuyendo su capacidad de bombear sangre al resto del cuerpo. (MedlinePlus, 2021)

Los adultos mayores de 65 años tienen más probabilidad que las personas más jóvenes de padecer enfermedades cardiovasculares, que son problemas en el corazón, en los vasos sanguíneos o en ambos. El envejecimiento puede causar cambios en el corazón y en los vasos sanguíneos que pueden aumentar el riesgo de que una persona desarrolle una enfermedad cardiovascular.

Accidente cerebro vascular

Un accidente cerebro vascular sucede cuando el flujo de sangre a una parte del cerebro se detiene. Algunas veces, se denomina ataque cerebral. Si el flujo sanguíneo se detiene por más de pocos segundos, el cerebro no puede recibir nutrientes y oxígeno. Las células cerebrales pueden morir, lo que causa daño permanente. Un accidente cerebro vascular se presenta cuando un vaso sanguíneo en el cerebro se rompe, causando un sangrado dentro de la cabeza.

Causas

Hay dos tipos principales de accidente cerebro vascular:

- Accidente cerebro vascular isquémico
- Accidente cerebro vascular hemorrágico

El accidente cerebro vascular isquémico ocurre cuando un vaso sanguíneo que irriga sangre al cerebro resulta bloqueado por un coágulo de sangre. Esto puede suceder de dos maneras:

- Se puede formar un coágulo en una arteria que ya está muy estrecha. Esto se denomina accidente cerebro vascular trombótico.
- Un coágulo se puede desprender de otro lugar de los vasos sanguíneos del cerebro, o de alguna parte en el cuerpo, y trasladarse hasta el cerebro. Esto se denomina embolia cerebral o accidente cerebro vascular embolico. (MedlinePlus, 2021)

Síntomas

Los síntomas de un accidente cerebro vascular dependen de qué parte del cerebro esté dañada. En algunos casos, es posible que una persona no se dé cuenta de que ha tenido un accidente cerebro vascular. La mayoría de las veces los síntomas se presentan de manera súbita y sin aviso. Pero, los síntomas pueden ocurrir intermitentemente durante el primero o segundo día. Los síntomas por lo general son más graves cuando el accidente cerebro vascular acaba de suceder, pero pueden empeorar lentamente. (MedlinePlus., 2021)

Si el accidente cerebro vascular es causado por sangrado en el cerebro, se puede presentar un dolor de cabeza. El dolor de cabeza:

- Comienza repentinamente y puede ser intenso
- Puede empeorar al acostarse bocarriba
- Lo despierta si está dormido
- Empeora cuando se cambia de posición o cuando se agacha, hace esfuerzo o tose.

Hipertensión arterial – adultos

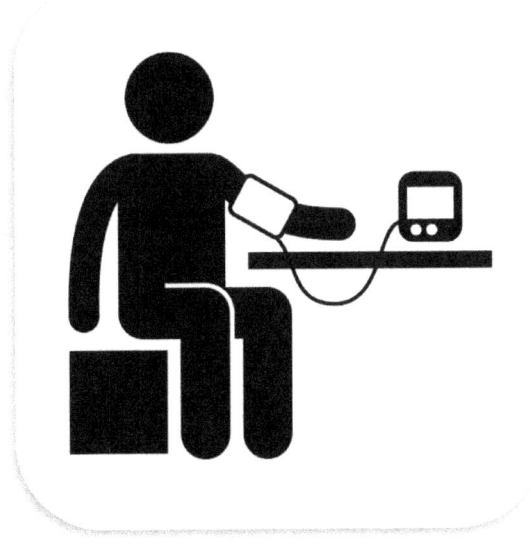

La presión arterial es una medición de la fuerza ejercida contra las paredes de las arterias a medida que el corazón bombea sangre a su cuerpo. Hipertensión es el término que se utiliza para describir la presión arterial alta. Si se deja sin tratamiento, la presión arterial puede llevar a muchas afecciones médicas. Estas incluyen enfermedades del corazón, accidente cerebro vascular, insuficiencia renal, problemas en los ojos y otros problemas de salud (MedlinePlus., 2021.)

Las lecturas de la presión arterial generalmente se dan como dos números. El número superior se denomina presión arterial sistólica. El número inferior se llama presión arterial diastólica. Por ejemplo, 120 sobre 80 (escrito como 120/80 mm Hg).

Uno o ambos números pueden ser demasiado altos. (Nota: estas cantidades aplican a personas que no están tomando medicamentos para la presión arterial y para quienes no están enfermos).

- Una presión arterial normal es cuando la presión arterial es menor a 120/80 mm Hg la mayoría de las veces.
- Una presión arterial alta (hipertensión) es cuando uno o ambos números de la presión arterial son mayores de 130/80 mm Hg la mayoría de las veces.
- Si el valor del número superior de su presión arterial es entre 120 y 130 mm Hg y el valor del número inferior es menor a 80 mm Hg, se denomina presión arterial elevada.

Síntomas

En la mayoría de los casos, no se presentan síntomas. En la mayoría de las personas, la hipertensión arterial se detecta cuando visitan a su proveedor de atención médica o se la hacen medir en otra parte. Debido a que no hay ningún síntoma, las personas pueden sufrir enfermedad cardíaca y problemas renales sin saber que tienen hipertensión arterial.

La **hipertensión maligna** es una forma peligrosa de presión arterial muy alta. Los síntomas incluyen:

- Dolor de cabeza fuerte
- Náuseas o vómitos
- Confusión
- Cambios en la visión
- Sangrado nasal

Enfermedad pulmonar obstructiva crónica (EPOC)

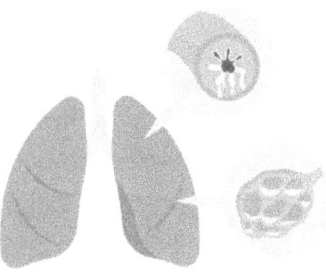

La enfermedad pulmonar obstructiva crónica (EPOC) es una enfermedad pulmonar inflamatoria crónica que causa la obstrucción del flujo de aire de los pulmones. Los síntomas incluyen dificultad para respirar, tos, producción de moco (esputo) y vigilancias. Típicamente es causado por la exposición a largo plazo a gases irritantes o partículas de materia, más a menudo por el humo del cigarrillo. Las personas con enfermedad pulmonar obstructiva crónica tienen un mayor riesgo de desarrollar enfermedades cardíacas, cáncer de pulmón y varias otras afecciones. (MedlinePlus., 2021)

Síntomas

Los síntomas de la enfermedad pulmonar obstructiva crónica no suelen aparecer hasta que se produce un daño pulmonar significativo y suelen empeorar con el tiempo, sobre todo si la exposición al tabaco continúa. Los signos y síntomas de la enfermedad pulmonar obstructiva crónica pueden incluir los siguientes:

- Falta de aire, especialmente durante la actividad física
- Sibilancia
- Opresión del pecho
- Una tos crónica que puede producir mucosidad (esputo) que puede ser clara, blanca, amarilla o verdosa
- Infecciones respiratorias frecuentes
- Falta de energía
- Pérdida de peso involuntaria (en etapas posteriores)
- Hinchazón en tobillos, pies o piernas

Causas de la obstrucción de las vías respiratorias

Las causas de la obstrucción de las vías respiratorias incluyen lo siguiente:

- **Enfisema.** Esta enfermedad pulmonar causa la destrucción de las frágiles paredes y fibras elásticas de los alvéolos. Las pequeñas vías respiratorias se colapsan al exhalar, lo que afecta al flujo de aire que sale de los pulmones.
- **Bronquitis crónica.** Con esta afección, los bronquios se inflaman y se estrechan y los pulmones producen más moco, lo que puede bloquear aún más los tubos estrechados. Desarrollas una tos crónica para tratar de despejar tus vías respiratorias.

Cáncer

Es el crecimiento descontrolado de células anormales en el cuerpo. Las células cancerosas también se denominan células malignas.

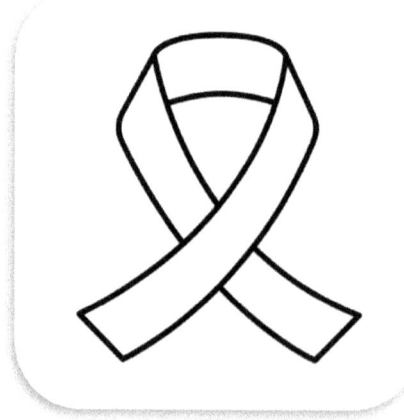

Causas

El cáncer se origina de células en el cuerpo. Las células normales se multiplican cuando el cuerpo las necesita, y mueren cuando se dañan o cuando el cuerpo ya no las necesita. El cáncer se presenta cuando el material genético de una célula cambia. Eso provoca que las células crezcan fuera de control. Las células se dividen demasiado rápido y no mueren de la manera normal. Existen muchos tipos diferentes de cáncer. Puede aparecer en casi cualquier órgano o tejido, como el pulmón, el colon, los senos, la piel, los huesos o el tejido nervioso (MedlinePlus., 2021).

- La causa de muchos cánceres sigue siendo desconocida.
- La causa más común de muerte relacionada con cáncer es el pulmonar.

En los Estados Unidos, el cáncer de piel es el tipo de cáncer que se diagnostica más frecuentemente. En los hombres estadounidenses, más allá del cáncer de piel, los tres cánceres más comunes son:

- Cáncer de próstata
- Cáncer pulmonar
- Cáncer colorrectal
- En las mujeres estadounidenses, más allá del cáncer de piel, los tres cánceres más comunes son:

- Cáncer de mama
- Cáncer pulmonar
- Cáncer colorrectal

Síntomas

Los síntomas del cáncer dependen del tipo y localización del tumor. Por ejemplo, el cáncer de pulmón puede provocar tos, dificultad respiratoria o dolor torácico. El cáncer de colon puede ocasionar diarrea, estreñimiento y sangre en las heces. Es posible que algunos cánceres no presenten síntomas. En ciertos cánceres, como el pancreático, los síntomas a menudo no se presentan sino hasta que la enfermedad alcanza un estadio avanzado. (MedlinePlus., 2021)
Los siguientes síntomas pueden ocurrir con el cáncer:

- Escalofríos
- Fatiga
- Fiebre
- Pérdida del apetito
- Malestar general
- Sudores nocturnos
- Dolor
- Pérdida de peso

Estas son algunas de las enfermedades crónicas que puede sufrir el adulto mayor, aunque hay muchas más lo importante es si conoce su diagnostico, buscar información y educarse, también pueden encontrar grupos de apoyos y entidades que se dedican a brindar apoyo y ayuda para estas condiciones. Es responsabilidad de nosotros como cuidadores, familiares o enfermeros buscar la información necesaria para así poder llevar a cabo cuidados individualizados y personalizados, cuales son los factores de riesgo que pueden complicar su enfermedad y como puede brindarle bienestar, también muy importante estar familiarizados con la enfermedad para conocer los medicamentos que les han recetado, que terapias podrían ayudarlo a sentirse mejor y cuales son contraindicadas (MedlinePlus., 2021).

Diabetes

La diabetes es una enfermedad en la que los niveles de glucosa (azúcar) de la sangre están muy altos. La glucosa proviene de los alimentos que consume. La insulina es una hormona que ayuda a que la glucosa entre a las células para suministrarles energía. En la diabetes tipo 1, el cuerpo no produce insulina. En la diabetes tipo 2, la más común, el cuerpo no produce o no usa la insulina de manera adecuada. Sin suficiente insulina, la glucosa permanece en la sangre.
Con el tiempo, el exceso de glucosa en la sangre puede causar problemas serios. Puede dañar los ojos, los riñones y los nervios. La diabetes también puede causar enfermedades cardíacas, derrames cerebrales y la necesidad de amputar un miembro. Las mujeres

embarazadas también pueden desarrollar diabetes, llamada diabetes gestacional (MedlinePlus., 2021).

Un análisis de sangre puede mostrar si tiene diabetes. Un tipo de prueba, la A1c, también puede comprobar cómo está manejando su diabetes. El ejercicio, el control de peso y respetar el plan de comidas puede ayudar a controlar la diabetes. También debe controlar el nivel de glucosa en sangre y, si tiene receta médica, tomar medicamentos. Si le hicieron un examen de glucemia en ayunas, un nivel entre 70 y 100 mg/dl (3.9 y 5.6 mol/l) se considera normal. Si le hicieron un examen de glucemia aleatorio, un resultado normal depende de cuándo fue la última vez que comió. La mayoría de las veces, el nivel de glucemia será de 125 mg/dl (6.9 mol/l) o menor (MedlinePlus., 2021).

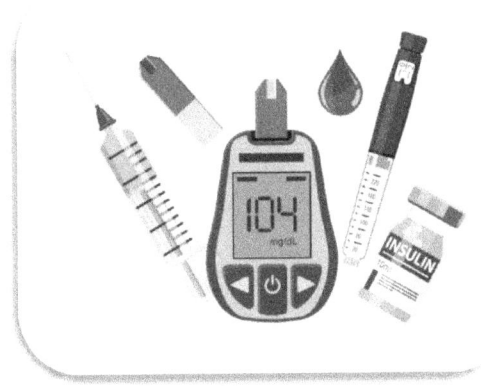

La dieta del mayor con diabetes

Algunos consejos de alimentación:

- **La alimentación debe ser variada y equilibrada** ya que, aunque su dieta sufra algunas restricciones a la hora de tomar hidratos de carbono o grasas, una persona diabética puede comer con normalidad de casi todo.
- **El consumo de verduras, fibras y fruta son muy importantes** para la salud en la tercera edad por lo que es

imprescindible su presencia en la dieta. En el caso de las verduras y la fruta es fundamental consultar con un experto en salud cuáles están aconsejadas y la cantidad recomendada debido a su alto contenido en azúcares de rápida absorción.
- Para mantener estables los niveles de glucosa en sangre **se recomienda realizar unas 4 ó 5 comidas al día**. Mantener un horario fijo ayudará además a controlar mejor los niveles y evitar las fluctuaciones.
- **A la hora de cocinar es mejor hacerlo sin mucha grasa** por lo que es preferible preparar los alimentos al vapor, hervidos, al horno o a la plancha antes que fritos con grasas y aceites. El uso de aceites vegetales como el de oliva es beneficioso en cantidades moderadas por lo que no es necesario eliminarlo de la dieta.
- **Evita el consumo de alcohol y de refrescos**, ya que afectan gravemente a su salud y cuentan con un alto contenido en azúcar. Elige edulcorantes como la sacarina en caso de querer endulzar un alimento o bebida.

Consejos para cuidadores: la necesidad de cuidarse a sí mismo

Ser cuidador puede ser extremadamente gratificante, pero también puede resultar agobiante. Cuidar a una persona con Alzheimer o con una demencia relacionada requiere de tiempo y esfuerzo. Puede sentirse solo y frustrado. Hasta puede llegar a sentirse enojado, lo que podría ser una señal de que está intentando asumir demasiado. Es importante hallar tiempo para cuidarse a sí mismo. Los siguientes son algunos consejos que pueden ser útiles:

- Pida ayuda cuando la necesite. Esto puede incluir solicitar a sus familiares y amigos que ayuden, o comunicarse con los servicios locales para abordar necesidades adicionales de atención.
- Consuma alimentos nutritivos que le pueden ayudar a mantenerse saludable y activo por más tiempo.

- Únase a un grupo de apoyo para cuidadores, ya sea en línea o en persona. Reunirse con otros cuidadores le dará la oportunidad de compartir historias e ideas, y también puede ayudarle a evitar que se sienta aislado.
- Tome momentos de descanso todos los días. Intente hacer una taza de té o llamar a un amigo.
- Pase tiempo con sus amigos y continúe practicando sus pasatiempos.
- Ejercítese tan a menudo como sea posible. Intente practicar yoga o salir a dar un paseo.
- Intente meditar. Diversas investigaciones sugieren que la meditación puede reducir la presión sanguínea, la ansiedad y la depresión, así como el insomnio.
- Considere buscar ayuda de profesionales de la salud para sobrellevar el estrés y la ansiedad. Hable con su médico sobre cómo encontrar tratamiento (Alzheimer.gov, 2022).

Síndrome del cuidador y cómo prevenirlo

Cuidar de un familiar con Alzheimer es un hecho sobrevenido, para el que nadie está preparado. La mayoría de veces, sucede en una etapa de la vida en la que se espera disfrutar de la jubilación, de la familia y de todas aquellas cosas que se han ido dejando pendientes.

La enfermedad llega y rompe los planes previstos, tanto de la persona afectada como de sus seres queridos más próximos. La persona cuidadora a menudo puede verse tan desbordada por las circunstancias que relegue a un segundo plano su cuidado emocional y físico. Nadie está preparado para afrontar una situación así y muchos cuidadores presentan síntomas de ansiedad o depresión.

La presencia de algunos de estos síntomas en un cuidador puede ser indicio de sobrecarga:

- Cansancio persistente.
- Problemas de sueño.
- Disminución o abandono de las aficiones.
- Desinterés por vivir nuevas experiencias.

- Elevada irritabilidad.
- Dolores o molestias sin tener ningún problema de salud aparente.
- Aislamiento social.
- Consumo de ansiolíticos y/o antidepresivos.
- Niveles de estrés y/o ansiedad elevados (Fundación Pasqual Maragall., 2020)

¿Qué podemos hacer para prevenir el síndrome del cuidador?

Para prevenir y paliar la sobrecarga, los cuidadores han de entender que es importante:

- Conocer bien la enfermedad y su evolución.
- Comprender sus síntomas y los cambios de conducta que generan en la persona afectada.
- Reconocer y saber gestionar las propias emociones y sentimientos.
- Pedir ayuda cuando se necesita.
- Recuperar la propia identidad, más allá del rol de cuidador.
- Buscar espacios para uno mismo.
- Aprender a relajarse.
- Ser positivos e intentar aliarse con el humor (Fundación Pasqual Maragall., 2020).

Signos vitales

Estado de equilibrio del organismo y nos sirven como un signo de alerta para detectar que algo no funciona bien o signo de complicación y deterioro. Los signos vitales reflejan funciones esenciales del cuerpo, incluso el ritmo cardíaco, la frecuencia respiratoria, la temperatura y la presión arterial. Su proveedor de atención médica puede observar, medir y vigilar sus signos vitales para evaluar su nivel de funcionamiento físico. (MedlinePlus., 2021)

Tipos de signos vitales de los cuales debemos estar midiendo en nuestros pacientes o familiares:

Frecuencia cardiaca

Una frecuencia cardíaca en reposo normal para los adultos oscila

- Entre 60 y 100 latidos por minuto.

Bradicardia – 60 - es una frecuencia cardíaca más lenta de lo normal.
Taquicardia – 100 - es un aumento de la frecuencia cardíaca producido por cualquier motivo.

Esto depende de cada persona, se mide radial a nivel de la muñeca, brazo semiflexionado, que este descansando en una parte en el hueso y se hace leve presión.

Se mide por un minuto – cuantas pulsaciones

Cuando sientas el pulso, cuenta el número de latidos en 15 segundos. Multiplica ese número por cuatro para calcular tus latidos por minuto. Ten en cuenta que muchos factores pueden influir en la frecuencia cardíaca, incluidos los siguientes:

- Edad
- Niveles de condición física y de actividad
- Ser fumador
- Tener enfermedades cardiovasculares, colesterol alto o diabetes
- Temperatura del aire
- Posición del cuerpo (de pie o acostado, por ejemplo)
- Emociones
- Tamaño del cuerpo
- Medicamentos

También puedes tomarlas en otras áreas del cuerpo si no es posible en la muñeca como:

Frecuencia respiratoria

Cantidad de ciclos respiratorios, (Inspiración/espiración) que se producen en un minuto. Se debe tomar sin que el paciente se dé cuenta ya que altera el ritmo.

- 15 – 20 respiraciones por minuto
- Bradipnea – menos de 15 latidos por minuto – puedes verlo agitado
- Taquipnea – más de 20 latidos por minuto – no hay intercambio gaseoso – respiración demasiado acelerada

Una frecuencia respiratoria normal para un adulto en reposo es de 8 a 16 respiraciones por minuto, mientras que en un bebé, la tasa normal es hasta de 44 respiraciones por minuto.

Taquipnea

Es un término que su proveedor de atención médica utiliza para describir la respiración si esta es demasiado acelerada, particularmente si usted presenta una respiración rápida y superficial por una neuropatía u otra causa de salud.

Hiperventilación generalmente se utiliza si usted está tomando respiraciones profundas y rápidas. Esto puede deberse a enfermedad pulmonar o por ansiedad o pánico. Los términos algunas veces se usan indistintamente.

Cuándo contactar a un profesional médico o acudir a la sala de emergencias

- Coloración azulada o grisácea de la piel, las uñas, las encías, los labios o la zona alrededor de los ojos (cianosis)
- Dolor torácico
- Retracción del pecho con cada respiración
- Fiebre
- Respiración difícil o forzada

- Nunca ha tenido respiración rápida antes
- Síntomas que se están volviendo más intensos

Algunas personas con condiciones respiratorias usan oxigeno por cánula en su hogar o para salir y es por orden medica.

Presión arterial

Tensión sanguínea de los constantes vitales más importantes para analizar por su interés clínico. Por su variabilidad a lo largo del día, se recomienda tomar distintos momentos para medirla, por lo menos 3 veces al día o cada 4 horas.

¿Qué es la presión arterial?

La presión arterial es la fuerza que la sangre ejerce contra las paredes arteriales. Cuando el médico mide la presión arterial, el resultado se registra con dos números. El primer número, llamado presión arterial sistólica, es la presión causada cuando el corazón se contrae y empuja la sangre hacia afuera. El segundo número, llamado presión arterial diastólica, es la presión que ocurre cuando el corazón se relaja y se llena de sangre.

El resultado de la medición de la presión arterial usualmente se expresa colocando el número de la presión arterial sistólica sobre el número de la presión arterial diastólica, por ejemplo, 138/72. La presión arterial normal para adultos se define como una presión sistólica de menos de 120 y una presión diastólica de menos de 80. Esto se indica como 120/80.

Tensión arterial sistólica: Refleja la presión de la sangre ejercida sobre la pared de las arterias cuando el corazón se contrae con el movimiento de sístole.

- Normal: 110 a 140 mm de Hg

Tensión arterial diastólica: mide la presión sobre la pared de las arterias cuando el corazón se relaja o se encuentra en diástole.

- Normal entre 70 a 90 mm de Hg

Alertas: es preocupante si sube la diástole, las arterias se están oxigenando y puede tener un infarto (si esta está alta).

Los síntomas de la presión *arterial baja* pueden incluir:

- Visión borrosa.
- Confusión.
- Vértigo.
- Desmayo (síncope)
- Mareo.
- Náuseas o vómitos.
- Somnolencia.
- Debilidad.

Levantarle los pies suavemente

Causas

La presión arterial varía de una persona a otra. Una caída de solo 20 mm Hg puede ocasionar problemas para algunas personas. Existen distintos tipos y causas de la presión arterial baja. La hipotensión grave puede ser causada por una pérdida súbita de sangre (shock), una infección grave, un ataque al corazón o una reacción alérgica intensa (anafilaxia). La hipotensión ortostática es producida por un cambio súbito en la posición del cuerpo. En la mayoría de los casos, esto sucede al pasar de estar acostado a estar parado. Este tipo de presión arterial baja usualmente dura solo unos pocos segundos o minutos. Si este tipo de hipotensión ocurre después de comer, se denomina hipotensión ortostática postprandial. Este tipo afecta más comúnmente a los adultos mayores, a aquellos con presión arterial alta y personas con mal de Parkinson.

La hipotensión mediada neuralmente (HMN) afecta con más frecuencia a adultos jóvenes y niños. Puede ocurrir cuando una persona ha estado de pie por mucho tiempo. Los niños generalmente superan este tipo de hipotensión con el tiempo. (MedlinePlus., 2021)

Ciertos medicamentos y sustancias pueden llevar a una presión arterial baja, por ejemplo:

- Alcohol
- Ansiolíticos
- Ciertos antidepresivos
- Diuréticos
- Medicamentos para el corazón, entre estos los que se utilizan para tratar la presión arterial alta y la enfermedad coronaria
- Medicamentos utilizados para cirugía
- Analgésicos

Tensión arterial elevada

Síntomas

En la mayoría de los casos, no se presentan síntomas. En la mayoría de las personas, la hipertensión arterial se detecta cuando visitan a su proveedor de atención médica o se la hacen medir en otra parte. Debido a que no hay ningún síntoma, las personas pueden sufrir enfermedad cardíaca y problemas renales sin saber que tienen hipertensión arterial.

La hipertensión maligna es una forma peligrosa de presión arterial muy alta. Los síntomas incluyen:

- Dolor de cabeza fuerte
- Náuseas o vómitos
- Confusión
- Cambios en la visión
- Sangrado nasal

Acciones

- Verificar y medir presión, darle sus medicamentos con receta medica
- Llamar al medico
- Actuar rápido
- Pueden surgir diferentes situaciones, debe mantenerse midiéndola varias veces para registrarlo

Valores normales:

- Normal: '120 y '80 ('menor de)
- Elevada: 120 – 129 y '80 (menor de)
- Alta: 130 – 139 o 80 – 89
- Crisis hipertensiva: '180 y/o '120 (mayor de)

Puedes medir la tensión arterial a mano con esfigmomanómetro o con máquina electrónica

Temperatura

Aumento de temperatura corporal es el primer síntoma de alarma ante un cuadro inflamatorio o infeccioso. En ocasiones el posible foco no aparece hasta unas horas más tarde, por ello se recomienda una conducta expectante y alerta ante la detección de cambios en la temperatura corporal sin foco aparente. (MedlinePlus., 2021)

- Cuando el valor es inferior a 35, 8 grados Celsius/96. 44 grados Fahrenheit, hablamos de Hipotermia
- Si el valor esta levemente elevado hablamos de febrícula, hasta 37. 5 grados Celsius/ 99.5 grados Fahrenheit
- Cuando la temperatura supera los 38 grados Celsius/100.4 grados Fahrenheit hablamos de fiebre

La temperatura corporal se puede medir en la axila, recto, ingle

Alerta: si la temperatura no está en valores normales buscar en el ambiente o cuerpo, revisar la ropa no le dé mucho calor, la temperatura del aire no esté muy fría o no este el entorno fresco, verificar ventanas por aire que entre a la habitación.

Saturación de oxigeno

Reflejan la cantidad de oxigeno disponible en la sangre; un parámetro determinante en os pacientes con patologías respiratorias.

- Valor normal entre 95 % - 100%

Los adultos mayores suelen tener niveles de saturación de oxígeno más bajos que los jóvenes. Por ejemplo, una persona mayor de 70 años puede tener un nivel de saturación de oxígeno de aproximadamente el 95%, que es un nivel aceptable. Cuando el oxígeno es menor al 90%, se produce la hipoxia y, si es inferior a 80%, se considera hipoxia severa. (MedlinePlus., 2021)

Es importante tener en cuenta que el nivel de saturación de oxígeno varía considerablemente en función del estado de salud de la persona. Por lo tanto, es importante comprender tanto las lecturas de referencia como la fisiología subyacente asociada a ciertas condiciones para interpretar los niveles de saturación de oxígeno y los cambios en estos niveles.

- Las **personas obesas o con afecciones** como enfermedades pulmonares y cardiovasculares, enfisema, enfermedad pulmonar obstructiva crónica, cardiopatía congénita y apnea del sueño, tienden a tener niveles de saturación de oxígeno más bajos.
- El **tabaquismo** puede influir en la precisión de la oximetría de pulso.
- La saturación de oxígeno puede seguir siendo normal (por ejemplo, 97% y más) en personas con anemia. Sin embargo, esto puede no indicar una oxigenación adecuada porque hay menos hemoglobina para transportar un suministro adecuado

de oxígeno para las personas que tienen anemia. El suministro inadecuado de oxígeno puede ser más prominente durante la actividad para las personas con anemia.

Se puede medir en casa con un pulsímetro se trata de colocar un dispositivo en el dedo llamado pulsioxímetro. Este aparato tiene una pantalla y un sensor que detecta el pulso. En la pantalla se refleja el nivel de la saturación de oxígeno en la hemoglobina de la sangre arterial. Además, nos informa de la frecuencia cardiaca por minuto. (MedlinePlus., 2021)

Forma correcta de utilizarlo

Primero que debemos hacer es limpiar el pulsioxímetro aplicando alcohol en un pañito de tela o gasa. Es importante tener las uñas limpias y sin restos de esmalte, pues ello podría alterar la medición. Es conveniente mantenerse en reposo por lo menos 5 minutos antes de hacer la medición, así como estar lo más quieto posible. Luego, se debe coger el aparato como si fuera una pinza, colocar el dedo índice hasta que marque el resultado y tomar nota de ello.

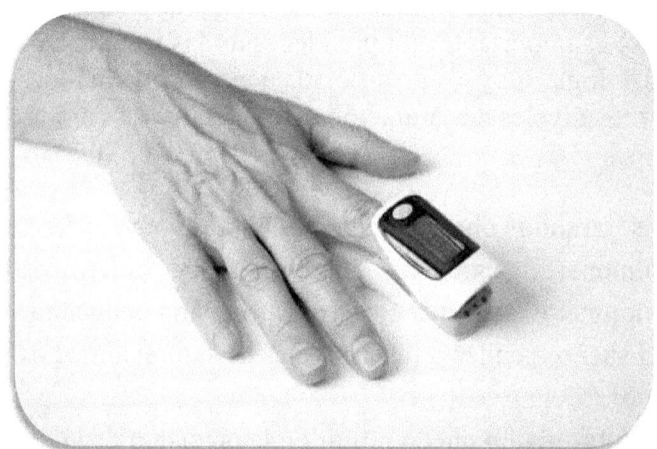

Los signos vitales más comunes junto con sus rangos normales y cómo se miden:

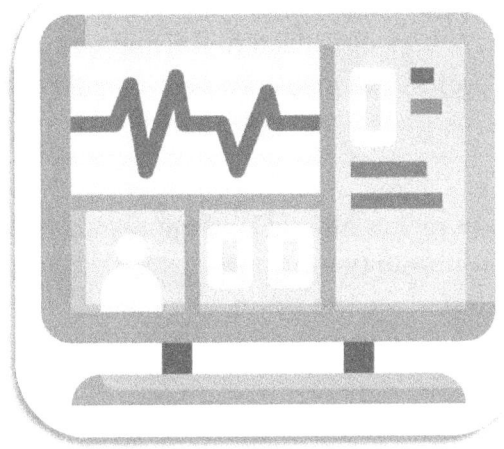

Frecuencia Cardíaca: 60-100 latidos por minuto. Se mide contando los latidos del corazón durante un minuto, generalmente a través del pulso arterial en la muñeca o el cuello, o mediante un electrocardiograma (ECG).

Presión Arterial: Menos de 120/80 mmHg. Se mide utilizando un esfigmomanómetro, que consiste en un manguito inflable alrededor del brazo y un manómetro para medir la presión arterial sistólica (el número superior) y diastólica (el número inferior).

Frecuencia Respiratoria: 12-20 respiraciones por minuto. Se mide observando el número de respiraciones completas en un minuto, generalmente observando el movimiento del pecho o utilizando un monitor de respiración.

Temperatura Corporal: 36.5-37.5 °C (97.7-99.5 °F). Se mide utilizando un termómetro en diferentes áreas del cuerpo, como la boca, el oído o la axila.

Saturación de Oxígeno: 95-100%. Se mide utilizando un oxímetro de pulso, que se coloca en un dedo o lóbulo de la oreja y utiliza la luz para medir la cantidad de oxígeno en la sangre.

Recuerda que estos valores son aproximados y pueden variar según la edad, el estado de salud y otros factores. Siempre es recomendable consultar con un profesional médico si tienes inquietudes acerca de tus signos vitales.

Lee el porqué es la piel es uno de los órganos más importantes que se afectan en el adulto mayor

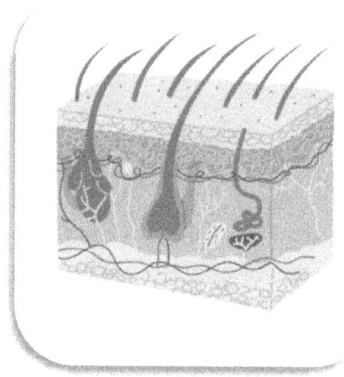

La piel es el órgano más grande del cuerpo. La piel y sus derivados (cabello, uñas y glándulas sebáceas y sudoríparas), conforman el sistema tegumentario.

Entre las principales funciones de la piel está la protección. Ésta protege al organismo de factores externos como bacterias, sustancias químicas y temperatura. La piel contiene secreciones que pueden destruir bacterias y la melanina, que es un pigmento químico que sirve como defensa contra los rayos ultravioleta que pueden dañar las células de la piel. (MedlinePlus., 2022)

Otra función importante de la piel es la regulación de la temperatura corporal.

Cuando se expone la piel a una temperatura fría, los vasos sanguíneos de la dermis se contraen, lo cual hace que la sangre, que es caliente, no entre a la piel, por lo que ésta adquiere la temperatura del medio frío al que está expuesta. El calor se conserva debido a que los vasos sanguíneos no continúan enviando calor hacia el cuerpo. Entre sus principales funciones está el que la piel es un órgano sorprendente porque siempre protege al organismo de agentes externos. (MedlinePlus., 2022)

Cuidados de la piel en pacientes encamados

Objetivos: mantener la integridad y continuidad de la piel mediante la aplicación de cuidados de acuerdo a la condición del paciente.

Ulcera por presión (escaras)

Son lesiones que se dan por la falta de circulación cuando la piel queda comprimida entre una superficie (colchón, silla) y una prominencia ósea durante un periodo prolongado (largo).

Factores de riesgo

- El permanecer mucho tiempo en una misma posición
- La desnutrición
- La perdida de la sensibilidad o conciencia
- Edad avanzada
- Mala circulación (Diabetes)
- Pérdida del control de esfínteres
- Humedad excesiva

Las úlceras por presión, también conocidas como úlceras de decúbito o escaras, se desarrollan en etapas diferentes según su gravedad. Aquí están las cuatro etapas típicas:

Etapa 1 - Eritema cutáneo no blanqueante: En esta etapa inicial, la piel está enrojecida y puede estar más caliente o más fría que el área circundante. La presión constante en un área específica reduce el flujo sanguíneo, lo que puede provocar una decoloración similar a un hematoma.

Etapa 2 - Pérdida parcial de la piel: En esta etapa, la lesión avanza y se forma una llaga abierta. La piel afectada se presenta como una úlcera superficial, similar a una ampolla o erosión. Puede haber enrojecimiento y daño en las capas superiores de la piel.

Etapa 3 - Pérdida completa de la piel: En esta etapa, la úlcera se profundiza y afecta todas las capas de la piel, llegando incluso a tejidos subcutáneos. Puede haber un agujero en la piel, y la úlcera puede verse como un cráter. El tejido en esta etapa puede estar dañado o necrótico.

Etapa 4 - Pérdida extensa de tejido: En esta etapa más grave, la úlcera es aún más profunda y afecta los músculos, los huesos y otros tejidos subyacentes. La lesión puede ser grande y profunda, y es posible que se vean tendones y huesos. El tejido dañado es susceptible de estar necrótico.

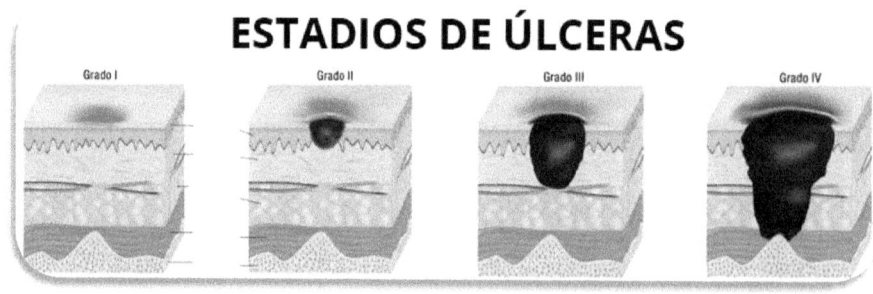

Es importante destacar que las úlceras por presión pueden evitarse tomando medidas preventivas, como cambiar de posición regularmente, mantener la piel limpia y seca, usar colchones y almohadas adecuadas, y proporcionar cuidados adecuados a las personas con movilidad reducida. Siempre es fundamental consultar a un profesional de la salud para el diagnóstico y tratamiento adecuados.

Proceso de Valoración para Úlceras por Presión

Valoración (Base de Datos)

Estado de la Úlcera:

Evaluar la apariencia general de la úlcera, observando signos de inflamación, enrojecimiento o necrosis.

Tamaño y Profundidad:

Medir y documentar el tamaño y la profundidad de la úlcera, proporcionando información clave para la planificación del tratamiento.

Presencia y Localización de Destrucción:

Identificar la existencia de destrucción tisular, formación de túneles y tractos fistulosos, evaluando la extensión y gravedad.

Relación con Infección:

Determinar si hay signos de infección asociada a la úlcera, como enrojecimiento, calor, edema o presencia de exudado purulento.

Exudado de la Herida:

Valorar el tipo y cantidad de exudado, ya que esto puede influir en la elección del apósito y en la gestión del cuidado de la herida.

Evaluación del Tratamiento:

Analizar la eficacia del tratamiento actual mediante la observación de cambios en la úlcera y la respuesta del paciente.

Prominencias Óseas:

Evaluar otras áreas propensas a úlceras por presión, especialmente alrededor de prominencias óseas, para prevenir nuevas lesiones.

Trastornos Desfavorables a la Cicatrización:

Identificar y evaluar la presencia de condiciones médicas o factores que puedan obstaculizar el proceso de cicatrización.

Cambios en el Tamaño de la Herida:

Monitorizar cualquier cambio en el tamaño de la úlcera, ya que esto puede indicar progreso o complicaciones.

Planificación (Objetivos)

Identificación del Estadio:

Determinar el estadio específico de la úlcera por presión según la clasificación establecida.

Tratamiento Adecuado:

Administrar un tratamiento personalizado basado en el estadio de desarrollo de la úlcera y las necesidades individuales del paciente.

Fomentar la Cicatrización:

Establecer metas para promover la cicatrización de la úlcera, priorizando medidas que aceleren el proceso de curación.

Prevención de Diseminación de Patógenos:

Implementar estrategias para prevenir la propagación de patógenos desde la zona de la úlcera, minimizando el riesgo de infecciones secundarias.

Implementación (Procedimientos)

Prevención de Úlceras por Presión:

Aplicar medidas preventivas, como cambios de posición, uso de colchones especiales y programas de movilidad para reducir el riesgo de nuevas úlceras.

Tratamiento Activo:

Implementar intervenciones específicas para tratar úlceras existentes, como limpieza de la herida, desbridamiento y aplicación de apósitos especializados.

Aplicación de Apósitos:

Utilizar adecuadamente apósitos, como películas transparentes y hidrocoloides, según las necesidades individuales de la úlcera.

Evaluación (Resultados Esperados)

Valoración Correcta:

Confirmar que la valoración del estado de la úlcera por presión se ha realizado de manera precisa y completa.

Tratamiento Eficaz:

Verificar que el tratamiento administrado ha sido eficaz, observando mejoras en la úlcera y la respuesta positiva del paciente.

Cicatrización Oportuna:

Evaluar si la úlcera por presión muestra signos de curación dentro de los plazos esperados, asegurando una recuperación adecuada.

Factores que Intervienen en la Formación de Úlceras por Presión

Presión:

La presión continua sobre una área específica puede comprometer la circulación sanguínea y llevar a la formación de úlceras por presión.

Fricción:

La fricción causada por el roce repetido entre la piel y una superficie puede dañar la capa superficial de la piel y predisponer a la formación de úlceras.

Cizallamiento:

El cizallamiento ocurre cuando las capas de la piel se desplazan en direcciones opuestas, aumentando el riesgo de daño a los tejidos subyacentes.

Humedad:

La presencia constante de humedad en la piel puede suavizarla, volviéndola más susceptible a la fricción y la maceración, lo que contribuye al desarrollo de úlceras.

Identificación de Pacientes de Riesgo y Estrategias Profilácticas:

Sujetos Confinados en Cama o Silla de Ruedas:

Implementar cambios de posición regulares y proporcionar dispositivos de alivio de presión.

Pacientes con Dificultades para Cambiar de Posición:

Facilitar ayudas para cambios de posición y educar al paciente sobre la importancia de la movilidad.

Pacientes Inmovilizados:

Utilizar dispositivos de prevención de úlceras, como cojines y colchones especializados.

Pacientes con Incontinencia:

Mantener la piel limpia y seca, utilizando productos absorbentes y cambios frecuentes.

Pacientes con Carencias Nutricionales:

Implementar una dieta equilibrada y supervisar la ingesta nutricional para mejorar la salud de la piel.

Pacientes con Alteración del Nivel de Conciencia:

Implementar medidas de prevención en pacientes que no pueden comunicar molestias o cambiar de posición por sí mismos.

Tez Morena y Dificultad en Identificar Úlceras en Estadio I:

Realizar una evaluación más detallada y considerar otros signos como temperatura cutánea y sensaciones.

Herramientas de Valoración del Riesgo:

Emplear escalas de valoración del riesgo, como la Escala de Braden o la de Norton, en todos los pacientes ingresados en centros de asistencia sanitaria a largo plazo.

Estratificación y Tratamiento de Úlceras por Presión:

Estadios:

Estadio I:

- Alteración visible en la piel intacta relacionada con la presión.
- Aspectos incluidos: temperatura cutánea, consistencia tisular, sensación.
- La úlcera se presenta como una zona definida de enrojecimiento persistente en la piel.

Protocolo Terapéutico para Estadio I:

- Aplicar un apósito de película autoadhesiva sobre el área enrojecida.
- Estos apósitos son semipermeables al oxígeno e impiden la invasión bacteriana.
- Cicatrización posible en aproximadamente 24 horas.

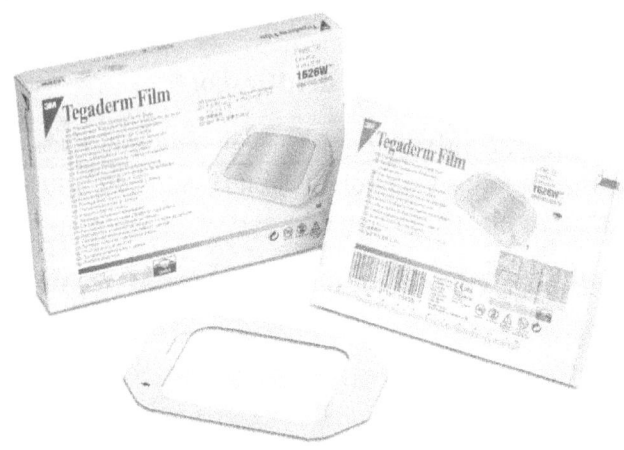

Estadio II:

- Pérdida parcial del espesor de la piel que afecta a la epidermis o la dermis.

- Manifestaciones clínicas: abrasión, vesícula o lesión poco profunda.

- Causas comunes: fricción o combinación de humedad y presión.

- Asociado a dolor y puede presentar un drenaje escaso.

Protocolo Terapéutico para Estadio II:

- Aplicar un apósito de película transparente autoadhesiva en ausencia de drenaje.

- Si hay drenaje, irrigar con solución salina isotónica y aplicar un apósito hidrocoloide.

- Los apósitos oclusivos favorecen la epitelización y el restablecimiento de la epidermis.

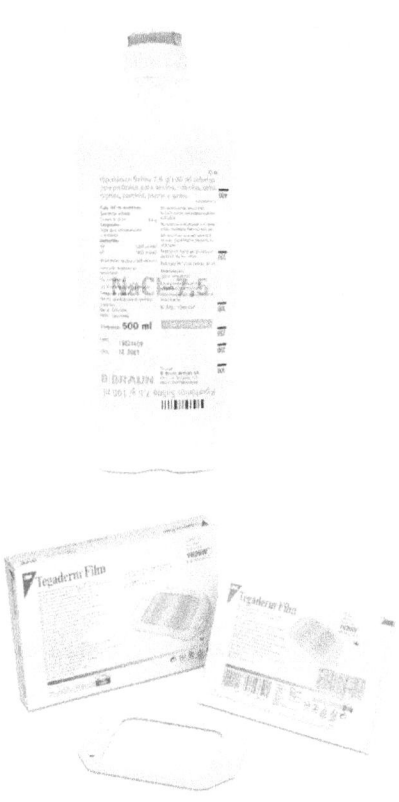

Estadio III:

- Pérdida total del espesor de la piel con lesiones o necrosis del tejido subcutáneo.
- Puede extenderse hasta, pero no a través de, la fascia subyacente.
- Manifestaciones clínicas: lesión profunda con o sin destrucción de tejidos adyacentes.
- Causado por la combinación de presión y fuerzas de cizallamiento.

Protocolo Terapéutico para Estadio III:

- Irrigar con solución salina isotónica y recubrir con un apósito hidrocoloide.

- Ante drenaje excesivo, usar productos absorbentes antes de aplicar el apósito.

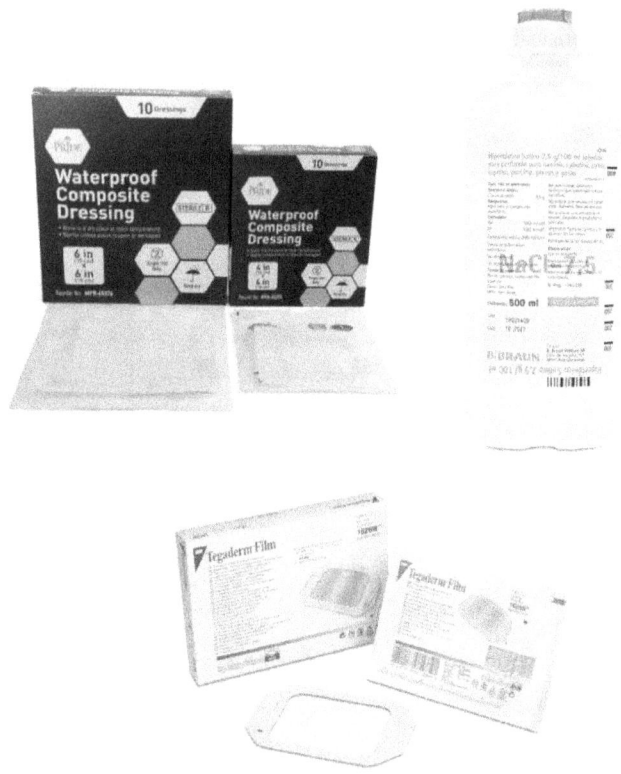

Estadio IV:

- Pérdida total del espesor de la piel con destrucción extensa, necrosis tisular o daño en estructuras de soporte.
- Incluye músculos, huesos, tendones o cápsulas articulares.
- Puede asociarse con úlceras, destrucción y tractos fistulosos.

Protocolo Terapéutico para Estadio IV:

- Requiere desbridamiento, autolisis o intervención quirúrgica.
- En heridas pequeñas, aplicar apósitos húmedos o humedecidos.

- Tratamiento quirúrgico para dimensiones mayores, con posible uso de presión negativa.

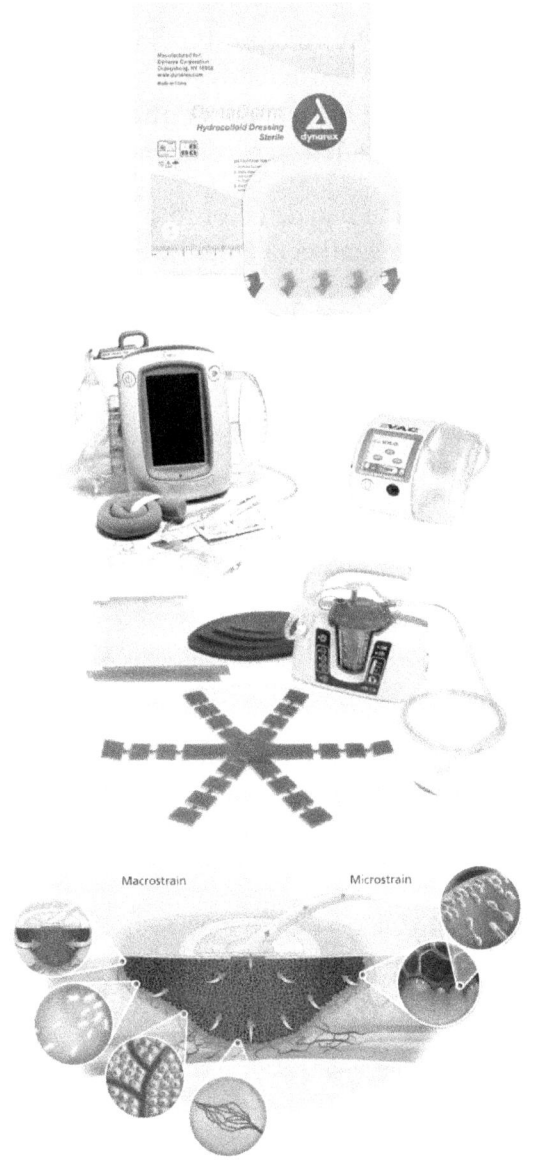

Se realiza por un profesional certificado

Valoración de Pacientes con Tez Morena:

Estadio I:

Estadio I: úlceras de color rojo, azul o violáceo persistente. Para realizar una valoración de pacientes con tez morena que no presentan eritema, dirija una luz a la piel para verificar cualquier cambio de color. Palpe el área para detectar irritación o edema.

Estadio II: tejido solido liso de color rosa oscuro que expone la membrana basal; se visualiza la epitelización de la dermis.

Prevención de Úlceras por Presión:

Procedimiento:

- Revisar la piel frecuentemente, especialmente en prominencias óseas.
- Establecer horarios de baño específicos para cada paciente, evitando agua caliente.
- Emplear productos limpiadores suaves para minimizar la sequedad.
- Evitar masajes en prominencias óseas y utilizar almohadas para mantener la posición.
- Fomentar una ingesta adecuada de proteínas y nutrientes.
- Valoración con escala braden

Escala de Braden para la Valoración del Riesgo de Úlceras por Presión

Dominio	Puntuación	Descripción
Sensibilidad		
Capacidad para responder a las actividades relacionadas con el cuidado de la piel.		
1. Completa	4	No limitación de actividad y respuesta normal.
2. Sensible	3	Algunas limitaciones en la actividad, pero responde adecuadamente a los estímulos.
3. Muy sensible	2	Responde solo a estímulos dolorosos.
4. Ausente	1	No responde incluso a estímulos dolorosos.
Nutrición		
Estado nutricional y patrones de ingesta alimentaria.		
1. Bien nutrido	4	Nutrición adecuada para el nivel de actividad.
2. Riesgo nutricional	3	Problemas de ingesta, pérdida de peso, etc.
3. Desnutrido	2	Pérdida significativa de peso, malnutrición evidente.
4. Muy desnutrido	1	Desnutrición severa.
Actividad		
Nivel de actividad física.		
1. Independiente	4	Capaz de moverse sin ayuda.
2. Con ayuda	3	Requiere ayuda ocasional para cambiar de posición.
3. Mayormente inmovilizado	2	Movilidad limitada, pero puede participar en autocuidado.

4. Completamente inmovilizado	1	Incapacidad para cambiar de posición sin ayuda.
Humedad		
Exposición a la humedad.		
1. Piel seca	4	Piel seca, intacta.
2. Piel húmeda	3	Piel ocasionalmente húmeda, pero generalmente seca.
3. Piel constantemente húmeda	2	Piel húmeda casi constantemente.
4. Piel constantemente mojada	1	Piel constantemente mojada.
Fricción y cizallamiento		
Fricción y cizallamiento al moverse o en la cama.		
1. Ninguno	4	Sin fricción ni cizallamiento.
2. Ligero	3	Algunos problemas, pero controlables.
3. Moderado	2	Problemas evidentes que requieren atención.
4. Grave	1	Problemas serios, cizallamiento evidente.

Puntuación Total: Suma de las puntuaciones para cada dominio (máximo 23 puntos).

Interpretación:

- Puntuación mayor indica menor riesgo de úlceras por presión.
- Puntuación menor indica mayor riesgo de úlceras por presión.

Alerta:

Estar alerta a alteraciones de la integridad de la piel al reducir la presión sobre una área anatómica al torcer y reposicionar, ya que podría resultar en úlceras por presión.

Intervenciones para la Prevención de Úlceras por Presión:

Ingesta Adecuada de Líquidos:

Asegurarse de que el paciente consume suficientes líquidos.

Razón: Evitar la deshidratación, factor de riesgo para el desarrollo de úlceras por presión.

Cambios de Posición Cada 2 Horas:

Cambiar la posición del paciente regularmente.

- Evitar colocarlo directamente sobre el trocánter.
- No elevar la cabecera de la cama más de 30 grados.
- Elevar los talones con almohadas y utilizar un trapecio o sábana de volteo.

Animar al paciente a realizar ejercicios dentro del rango de movimientos.

Minimizar Fuerza y Fricción:

- Evitar fuerza y fricción al mover al paciente.
- Utilizar sábanas de volteo o dispositivo de elevación de Hoyer.

Mantenimiento de la Cabecera de la Cama:

- Mantener la cabecera de la cama en el menor grado posible.
- No elevarla más de 30 grados si es posible.

Dispositivos Mecánicos para Pacientes de Riesgo:

- Colocar a pacientes de riesgo en dispositivos mecánicos como colchones de aire o gel alternante.
- Cambiar la posición en silla de ruedas cada 15 minutos si es posible.

Alerta:

Se recomienda el uso de camas de aire fluidificado y de baja pérdida de aire en pacientes con úlceras por presiones extensas o numerosas.

Colchón de Aire Fluidificado:

- Circulación de aire forzado a presión caliente.
- Superficie de soporte con glóbulos que mantienen la piel seca.
- Tratamiento a lo largo de varios meses, aunque es costoso.

Perdida Baja de Aire:

- Elevación de cabecera y pie.
- Estructura convencional modificada, portátil.
- Circulación de aire frío, con tejido impermeable a orina y heces.
- Portátil y ligera.

Asistencia a Pacientes con Úlceras por Presión:

Control Diario del Estado General:

- Monitorear diariamente el estado del paciente.
- Razón: Pacientes moribundos tienden a presentar nuevas lesiones cutáneas; las úlceras por presión de estadios I y II evolucionan desfavorablemente con el tiempo.

Identificación y Valoración de la Úlcera:

- Identificar el tipo y determinar el estadio de la úlcera por presión.
- Inspeccionar diariamente las características de la lesión y verificar la integridad del apósito.

Control del Dolor y Medidas de Alivio:

- Evaluar la intensidad del dolor y aplicar medidas para aliviarlo.

Registro y Fotografías:

- Tomar fotografías según la política institucional.
- Razón: Determinar la evolución del proceso de cicatrización.

Control del Proceso de Cicatrización:

- Evaluar semanalmente el tamaño de la úlcera por presión.

- Respetar el programa de volteos y cambios de posición.

Valoración Nutricional:
- Realizar una valoración nutricional con la participación de un nutricionista.
- Equilibrio de nitrógeno positivo y mayor ingesta proteica favorecen la cicatrización.

Alerta:
- Pacientes moribundos pueden rechazar el tratamiento de úlceras por presión, pero las órdenes de <No reanimación> no eximen la aplicación de estrategias preventivas y tratamientos eficaces.

Documentación de Úlceras por Presión:

Estado General de la Piel del Paciente:
- Describa la condición general de la piel, destacando cualquier cambio, enrojecimiento o anomalía.

Valoración del Área que Rodea la Herida:
- Evalúe la piel circundante para identificar posibles signos de irritación, edema o cambios en la temperatura.

Valoración de la Herida:
- Incluya información detallada sobre el tamaño de la úlcera, presencia de túneles, drenaje y cualquier indicio de formación de tejido de granulación.

Color, Volumen y Tipo de Exudado:
- Describa el color del exudado, su cantidad y la consistencia, proporcionando información relevante sobre la respuesta inflamatoria.

Tipo de Tratamiento Aplicado a la Úlcera:

- Documente el enfoque terapéutico empleado, como la aplicación de apósitos específicos, limpieza de la herida, o cualquier otro tratamiento.

Tipo de Dispositivo de Alivio/Reducción de la Úlcera Empleado:

- Registre la utilización de dispositivos diseñados para aliviar o reducir la presión en la zona afectada.

Resultados de la Escala de Valoración de Úlceras por Presión (Braden o Norton):

- Anote las puntuaciones obtenidas en las escalas de valoración para evaluar el riesgo y la vulnerabilidad del paciente a desarrollar úlceras por presión.

Historia de la Úlcera por Presión Completada:

- Incluya detalles relevantes sobre la evolución temporal de la úlcera, cambios en el tratamiento, y cualquier otro factor que pueda influir en la progresión de la herida.

Detalles Específicos:

Localización Exacta de la Úlcera por Presión:

- Defina la ubicación precisa utilizando designaciones anatómicas, especialmente si afecta alguna prominencia ósea (R1, L1, post, ant, medial, lateral).

Tamaño:

- Mida el tamaño de la úlcera en centímetros, proporcionando dimensiones específicas para evaluar cambios a lo largo del tiempo.

Número de Identificación:

- Asigne un número único a cada úlcera en el historial médico del paciente para facilitar el seguimiento y la documentación.

Profundidad de la Úlcera:

- Mida la profundidad de la úlcera, indicando si afecta solo la epidermis o si ha alcanzado capas más profundas.

Localización y Medición de Destrucción y Formación de Túneles:

- Identifique y mida cualquier área de destrucción tisular o formación de túneles asociada con la úlcera.

Estadio:

- Asigne el número correspondiente al estadio de la úlcera por presión según la clasificación (estadio I al IV).

Tratamiento Administrado:

- Registre el tratamiento específico proporcionado, incluyendo detalles como la aplicación de apósitos específicos, lavado de la herida, etc.

Posición:

- Documente la hora en que se realizaron cambios en la posición del paciente para reducir la presión en la zona afectada.

Comparación de Apósitos de Retención de Humedad:

Apósitos Transparentes:

- *Características:* Membranas semipermeables, adhesivo hipoalergénico, permeables al oxígeno y vapor de humedad.
- *Función:* Crean un medio húmedo, favorecen la autólisis, protegen el tejido, facilitan el desbridamiento.
- *Indicaciones:* Úlceras por presión en estadio I y algunas II, quemaduras leves, laceraciones.
- *Contraindicaciones:* Heridas infectadas, piel circundante frágil.

Apósitos Hidrocoloides:

- *Características:* Impermeables al oxígeno, gel que mantiene la humedad, absorción mínima a moderada.
- *Función:* Forman un gel hidratado, protegen el tejido recién formado.
- *Indicaciones:* Úlceras por presión en estadios III y IV, heridas con necrosis o escara.
- *Contraindicaciones:* Heridas que requieren valoración frecuente, exudado copioso.

Apósitos Húmedos para Heridas - Lámina de Hidrogel:

- *Aplicación:* Heridas leves a moderadas con exudado escaso a moderado.
- *Resultados:* Ablanda tejido necrótico, crea un medio húmedo.
- *Consideraciones:* Necesita apósito de cobertura, cambio cada 1-2 días.

Apósitos Laxos Impregnados:

- *Aplicación:* Absorben exudados moderados a copiosos, no adherentes.
- *Resultados:* Se adaptan a superficies irregulares, crean un medio húmedo.
- *Consideraciones:* Necesita apósito de cobertura, cambio diario.

Alginato:

- *Aplicación:* Absorben exudados copiosos, se convierten en gel, no adherentes.
- *Resultados:* Mantienen medio húmedo, cicatrización rápida.
- *Consideraciones:* No aplicar en heridas secas.

Espumas Hidrofílicas:

- *Aplicación:* Absorben exudados escasos a copiosos, no adherentes.
- *Resultados:* Mantienen medio húmedo, minimizan traumatismo tisular.
- *Consideraciones:* Necesitan apósito de cobertura.

Hidrofóbicas:

- *Aplicación:* Ablandan tejido necrótico.
- *Resultados:* Mantienen medio húmedo, minimizan traumatismo tisular.
- *Consideraciones:* Necesitan apósito de cobertura.

Hidrolisato Medio de Colágeno:

- *Aplicación:* Soluble, absorbe exudado, proporciona protección.
- *Resultados:* Absorbe hasta 30 veces su peso, úlceras por presión estadios I-IV.
- *Consideraciones:* Cubrir con apósito sin aplicador, empapar antes de retirar.

Resultados Esperados:

- Valoración precisa del estadio de la úlcera por presión.
- Administración eficaz del tratamiento según el estadio.
- Cicatrización esperada de la úlcera.
- Integridad de la piel circundante.
- Prevención de nuevas úlceras por presión.

Resultados No Esperados:

- Falta de ejercicio y disminución del apetito.
- Resistencia a tratamientos convencionales.
- Evaluación de tratamientos por profesionales.

- Consideración de desbridamiento quirúrgico e injertos.
- Exposición de la piel a la humedad.

Cuidados Adicionales:

- Eliminación urinaria/fecal y productos absorbentes.
- Control estricto de ingesta nutricional e hídrica.
- Prevención de cizallamiento/fricción mediante cambios de posición y dispositivos de elevación.

Cuidados de la piel

Revisar la piel diariamente

- Prominencias óseas y zonas de apoyo
- Zonas expuestas a la humedad (debajo de los senos, pliegues abdominales, zona inguinal y zona genital
- Sitios de inserción o fijación de sondas, drenajes

Mantener la piel limpia y seca

- Según la movilidad bañar en ducha o sentar en silla
- Baño en cama (utilizar toallas o compresas, evitar exceso de agua)
- Lavar la piel con toalla con toques suaves no friccionar
- Utilizar cremas recetadas por su médico para los pliegues y evitar la húmeda

Evitar el exceso de humedad

En caso de sudor excesivo:

- Cambie la ropa de cama tantas veces como sea necesario.
- Controle la temperatura del cuarto
- Evite el exceso de ropa, cobijas

En caso de diarrea:

- o Evitar fricción de la piel durante la limpieza
- o Limpiar con paños húmedos (sin alcohol) o papel higiénico húmedo
- o Lavar con agua y jabón, secar con toques suaves

En caso de incontinencia urinaria y/o fecal

- o Usar pañal, sonda vesical o recolector de orina
- o Aplicar crema para dermatitis (antes utilizar crema humectando o aceite para evitar que la crema dermatitis se pegue. (ejemplo: Desitin)

¿Cómo cambiar el pañal a una persona mayor?

Para saber cómo cambiar el pañal a una persona mayor en primer lugar debemos entender que cada persona tendrá una situación y unas características por lo que es importante adaptarnos a ellas para hacerlo de la mejor manera posible. En primer lugar, debemos conocer qué tipo de pañal es el que más se adecúa a las necesidades de cada persona. Así, existen diferentes tipos:

- o **Rectangular de día:** Aunque es similar a una compresa, tiene mayor capacidad de absorción. Se ajusta con facilidad al cuerpo y es muy discreto.
- o **Anatómico:** Los pañales anatómicos son más grandes que los anteriores y con más capacidad de absorción.
- o **Elástico:** Se ajustan con mayor facilidad a cada persona ya que existen diferentes tamaños. Cuenta con unas gomas elásticas en cintura y muslos y tiras adhesivas en los laterales para mayor ajuste.

La higiene es algo fundamental en el cuidado de un enfermo encamado y en este sentido es muy importante aprender cómo cambiar el pañal a una persona mayor para evitar posibles infecciones. Para ello debemos tener en cuenta diferentes aspectos como el material necesario, los pasos a seguir y algunos consejos básicos para hacerlo de la forma más adecuada y cómoda para ambos.

Materiales necesarios

Para hacer el cambio de pañal es aconsejable tener todo el material que necesitaremos preparado previamente para así evitar dejar solo al mayor. Para ello, tendremos que tener a mano:

- Esponja, jabón neutro, palangana con agua templada, toallitas húmedas
- Pañal, tipo más adecuado en función de sus características y necesidades

Pasos a seguir para cambiar el pañal a una persona mayor en cama

El procedimiento a seguir es especialmente delicado si el paciente está postrado en cama, ya que además de dificultar la tarea se ha de tener todavía más cuidado y realizar de forma adecuada para evitar infecciones.

Además de saber cómo bañar a una persona mayor encamada para evitar la aparición de **escaras**, también debemos saber cómo cambiar el pañal a una persona mayor en cama. Estos son los pasos que debemos seguir:

1. Informar al enfermo de lo que vamos a hacer para que se sienta más cómodo
2. Ponernos los guantes desechables
3. Con el mayor colocado boca arriba, despegar las tiras adhesivas del pañal y bajar el pañal enrollándolo hasta la entrepierna

4. Colocar al mayor en decúbito lateral y asear la zona con toallitas húmedas para adultos o jabón
5. Abrir el pañal limpio y colocarlo bajo la cadera, con la parte posterior a la altura de la cintura
6. Girar al paciente para volver a ponerlo boca arriba quitando el pañal sucio y colocando el limpio
7. Ajustar los elásticos a la entrepierna y pegar los adhesivos
8. Subir los pantalones del mayor, recoger el material sucio y quitar los guantes

Cómo poner un pañal a una persona mayor de pie

En caso de que el mayor pueda levantarse, también es importante saber cómo poner un pañal a una persona mayor de pie ya que este procedimiento será más fácil que el anterior.

1. Ayudar al mayor a incorporarse y asegurarnos que está cómodo, puede apoyarse en la pared para mayor seguridad
2. Retirar el pañal sucio con cuidado, bajándolo y enrollándolo hacia el interior
3. Lavar y secar la zona con toallitas húmedas o jabón neutro
4. Colocar el pañal limpio a la altura de las rodillas
5. Abrir la parte posterior del pañal y fijarlo en las nalgas. Posteriormente abrir la parte delantera y fijarla en el vientre

Evitar exceso de humedad

Irritación o laceración de piel por dermatitis

- o Coloque paños de acetato de aluminio o crema recetada por medico por 10 minutos y dejar secar
- o Aplique crema para evitar la humedad y secar las lesiones
- o Aplique crema para dermatitis y cubra con gasas para que se pegue al pañal

Hidratar la piel

- o Aplique cremas hidratantes sobre la piel según necesidad, hasta su absorción que contienen óxido de zinc, lanolina o vaselina forman una barrera protectora sobre la piel.
- o Donde haya lesiones de la piel, zonas rojas, moradas y prominencias óseas, aplique la crema con receta, con toques suaves.

Si hay edema o hinchazón:

- o Lubrique la piel con vaselina o crema recetada incluyendo genitales. (consultar medico)
- o Si tiene sonda vesical rote el sitio de apoyo de la misma.
- o Proteja la zona hinchada de la fricción al cambiar de posición.

Cuidado nutricional

- o Alimentar al paciente con las 3 comidas del día y 2 refrigerios.
- o Incluir porción de proteína, carbohidratos y verduras.

Es importante tener en cuenta la valoración periódica de su nutricionista

Estreñimiento

- o De al paciente frutas como: papaya, granadilla, pitaya, ciruelas pasas, naranja, o uvas 2 veces al día.
- o Cereales integrales
- o Verifique que mastique bien los alimentos
- o Garantice un buen aporte de líquidos durante el día (esto también ayuda a evitar las ulceras por presión)

Diarrea

- o Verduras al vapor: zanahorias, habichuelas, remolacha

- Frutas como guayaba, bananas o manzana
- Carnes como pollo o pescado
- Bebidas para hidratar

Ropa de cama

- Usar ropa de algodón
- Revise que las sabanas estén limpias, secas, sin arrugas y libres de objetos.
- Vista al paciente con ropa limpia y de fácil retiro (con botones)

Seguir las recomendaciones médicas

Cambios de posición y activación de la circulación

Para pacientes encamados o en reposo prolongado:

- Realizar cambios posturales cada 2 horas.
- Programa un horario para los cambios de posición (lateral derecho, boca arriba y lateral izquierdo)
- Coloque una sabana de movimiento desde os hombros a las rodillas
- Procure mantener la columna vertebral en posición adecuada.
- Deje las prominencias óseas libres de presión, al aire libre mediante el uso de almohadas o cojines.
- Evite el contacto entre las rodillas
- Evite el deslizamiento o arrastre del paciente en la cama.
- Levante al paciente a la silla si es permitido.

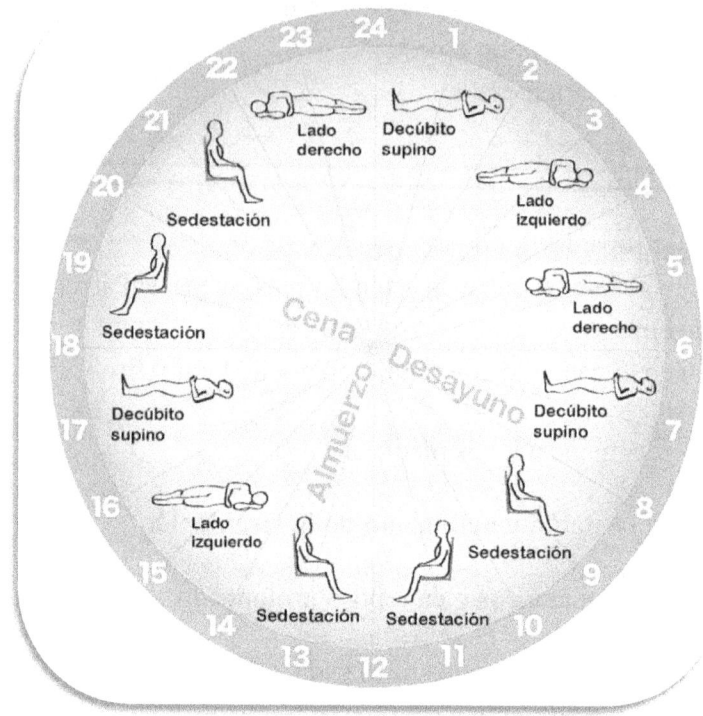

Para cambios de posición, consultar con su médico, dependiendo su condición.

Movilización y transferencia

Movilización

Movimiento que se realiza sobre una misma superficie aplicando cambio de posición o de situación.

- o Activas: son aquellas que puede realizar el paciente por el mismo, bajo la supervisión de un profesional de salud, familiar o cuidador. En ella se mueven tanto articulaciones como grupos musculares o zonas corporales.
- o Pasivas: las movilizaciones son realizadas por el profesional en los distintos segmentos corporales. Se aplican en pacientes que no pueden realizar esfuerzo.

Transferencia

Movimiento que se realiza de una superficie a otra. Conlleva más riesgo en su ejecución ya que indica un cambio de plano y de superficie de apoyo, puede dar lugar a una lesión como es la caída accidental del paciente al suelo o lesiones musculo esqueléticas en el cuidador.

Principios básicos:

- Adaptar el medio
- Colaboración y participación del paciente
- Orientar al paciente hacia la puerta que se desplace sobre una superficie de apoyo, ya que estos movimientos aportaran al paciente información sensorial y por tanto le ayudaran en la orientación espacial.
- Basar la movilización en el contacto
- Hablar poco
- Moverse simultáneamente y en dirección al desplazamiento
- Postura correcta: mantener la espalda recta, situarse en el lado hacia donde se va a mover al paciente.
- Los pies deben estar separados y uno ligeramente más adelantado (proporciona una buena base de apoyo que aumenta la estabilidad).
- Las rodillas ligeramente flexionadas
- Movilizar imitando el movimiento del cuerpo humano
- No mover todo el cuerpo a la vez
- No levantar pesos
- No hacer daño al paciente (el cuello, cintura, caderas y hombros- cabeza tronco, brazos , piernas y pelvis)
- Mantener el cuerpo del paciente bien alineado

Aseo y comodidad

- Observación y evaluación del paciente
- Fomento de auto cuidado

- o   Eliminación de toxinas
- o   Estimular la circulación

No romper los hábitos de higiene del paciente.

Lavado del cabello

Coloque a la persona acostada mirando al techo, sin almohada y son la cabeza en el extremo superior de la cama para facilitar que pueda sacarla fuera.

- o   A la misma altura del colchón en una silla o mesa coloque un recipiente de plástico.
- o   Tenga listos los utensilios necesarios (toalla, shampoo, agua tibia, jarra)

Proceso de baño en cama

- o   Mantenga la habitación libre de corriente de aire
- o   Prepare los utensilios necesarios (2 recipientes con agua, jabón, esponjas y pañitos)
- o   El orden del lavado es el siguiente:
    1. Ojos
    2. Cara
    3. Cuello y hombros
    4. Brazos, manos y axilas
    5. Tórax y mamas
    6. Abdomen
    7. Piernas y pies
    8. Espalda y nalgas
    9. Región genital
- o   Garantizar la privacidad del paciente
- o   Secar muy bien los pliegues.

La zona de la cara como los ojos debe ser limpiados con gasas humedecidas con agua solamente.

Cuidado de las manos y las uñas

- Retire anillos o pulseras apretadas que pueda llevar su familiar y que impidan una buena limpieza.
- Humedezca las manos y antebrazos concienzudamente, frote sus manos entre sí.
- Si la piel de las manos esta reseca aplique una crema hidratante.
- Tenga a la mano los utensilios necesarios (cortaúñas, lima, recipiente con agua)
- Cualquier anormalidad como una cutícula infectada o una inflamación alrededor de la una notificarla al médico.

Tendido de la cama

Cambiarlas cada 3 días dependiendo si hay humedad

- Sabana normal
- Sabana de movimiento (hombros a rodillas) por si hay que cambiarla con el paciente en ella.
- Acomodamos por un lado primero, enrollándola hasta la mitad, cambiamos la sabana y acomodamos
- Uso de la sabana de movimiento:

    - Palmas hacia arriba
    - Codos doblados
    - En 1, 2 y 3 movemos entre 2 personas si es posible

Manejo de medicamentos en casa

Es importante conocer para qué sirve cada medicamento y los posibles efectos secundarios. También necesitará trabajar con todos los proveedores de atención médica para llevar un registro de los medicamentos que toma su ser querido. Si su ser querido presenta pérdida visual o auditiva, o pérdida de la función manual, usted también será los oídos, los ojos y las manos para esa persona. Usted estará asegurándose de que tome la dosis correcta de la pastilla correcta en el momento correcto. (MedlinePlus., 2020)

Elabore un plan de atención con los proveedores

Asistir a las citas médicas con su ser querido puede ayudarlo a estar siempre al tanto acerca de qué medicamentos le recetan y por qué los necesita. Discuta el plan de atención con cada proveedor de manera regular.

- Aprenda todo lo que pueda acerca de las afecciones de salud de su ser querido.
- Lleve a cada cita médica una lista de todos los medicamentos recetados y aquellos que compró sin receta, incluyendo los suplementos y las hierbas. También puede llevar los envases de las pastillas para mostrárselos al proveedor. Hable con el proveedor para asegurarse de que los medicamentos todavía son necesarios.
- Averigüe qué afección trata cada medicamento. Asegúrese de conocer cuál es la dosis y a qué hora debe tomarla.
- Pregunte qué medicamentos necesitan ser dados cada día y cuáles se usan solo para ciertos síntomas o problemas.
- Revise para asegurarse de que el medicamento esté cubierto por el seguro médico de su ser querido. Si no es el caso, discuta otras opciones con el proveedor.
- Anote cualquier instrucción nueva y asegúrese de que tanto usted como su ser querido la comprendan. (MedlinePlus., 2020)

No se quede sin medicamentos

Lleve un registro de cuántos reabastecimientos quedan para cada medicamento. Asegúrese de conocer cuándo necesita ver al proveedor para reabastecerse. Planifique con tiempo. Llame para pedir su reabastecimiento una semana antes de quedarse sin medicamento. Pregunte a su proveedor para cuáles medicamentos puede obtener un abastecimiento de 90 días. (MedlinePlus., 2020)

Riesgo de interacciones entre medicamentos

Muchos adultos mayores toman varios medicamentos. Esto puede conducir a interacciones. Asegúrese de hablar con cada proveedor acerca de los medicamentos que se están tomando. Algunas interacciones pueden ocasionar efectos secundarios no deseados o graves. Estas son las diferentes interacciones que pueden ocurrir:

- **Interacciones de fármaco con fármaco** - es más probable que las personas mayores tengan reacciones perjudiciales entre diferentes medicamentos. Por ejemplo, algunas interacciones pueden ocasionar somnolencia o incrementar el riesgo de caídas. Otras pueden interferir con la eficacia de los medicamentos.
- **Interacciones de fármacos con alcohol** - las personas mayores pueden ser más afectadas por el alcohol. Mezclar alcohol y medicamentos puede causar pérdida de la memoria o la coordinación o provocar irritabilidad. También puede incrementar el riesgo de caídas.
- **Interacciones de fármacos con alimentos** - ciertos alimentos pueden causar que algunos medicamentos no funcionen tan bien. Por ejemplo, usted debería evitar el consumo de diluyentes sanguíneos (anticoagulantes), warfarina (Coumadin, Jantoven) con alimentos ricos en vitamina K, como la col rizada. Si no puede evitarlo, entonces consuma una cantidad consistente para minimizar los efectos adversos.

Converse con el farmacéutico local

Conozca al farmacéutico local. Esta persona puede ayudarle a llevar un registro de los diferentes medicamentos que toma su ser querido. También puede responder a las preguntas acerca de los efectos secundarios. A continuación, encontrará algunos consejos para trabajar con el farmacéutico:

- Asegúrese de que la receta escrita coincida con los medicamentos que obtenga en una farmacia.
- Solicite un formato de letra grande en el empaque de los medicamentos recetados. Esto facilitará que su ser querido lo vea.
- Si hay un medicamento que pueda dividirse en dos, el farmacéutico puede ayudarle a dividir las tabletas en la dosis correcta.
- Si hay medicamentos que son difíciles de tragar, pregúntele al farmacéutico si hay alguna alternativa. Estos pueden estar disponibles en líquido, supositorio o como un parche cutáneo. (MedlinePlus., 2020)

Organice los medicamentos

Con tantos medicamentos de los que tiene que llevar un registro, es importante aprender ciertos trucos para ayudarlo a mantenerlos organizados:

- Lleve una lista actualizada de todos los medicamentos y suplementos, así como de cualquier alergia. Lleve todos sus medicamentos o una lista completa a cada cita con el médico y visita al hospital.
- Mantenga todos los medicamentos en un lugar seguro.
- Verifique la fecha de "expiración" o de "uso antes de" de todos los medicamentos.
- Conserve todos los medicamentos en sus envases originales. Use organizadores semanales de pastillas para llevar un registro de lo que necesita tomar cada día.

- Cree un sistema para ayudarse a controlar cuándo se debe administrar cada medicamento durante el día. (MedlinePlus., 2020)

Planificación y administración adecuada de los medicamentos

Algunos pasos simples que pueden ayudarlo a administrar regularmente todos los medicamentos incluyen:

- Mantenga todos los medicamentos en un solo lugar.
- Use los tiempos de comida y las horas de ir a dormir como recordatorios para tomar los medicamentos.
- Use una alarma de reloj o una notificación en su dispositivo móvil para los medicamentos que debe tomar entre esas horas.
- Lea las hojas de instrucciones adecuadamente antes de administrar el medicamento en forma de gotas oftálmicas, medicamentos inhalados o inyecciones.
- Asegúrese de desechar adecuadamente cualquier remanente de los medicamentos. (MedlinePlus., 2020)

Cuidados post operatorios en casa

Preparación antes de la cirugía: Pasos clave para un cuidado postoperatorio exitoso en el hogar

El cuidado postoperatorio en el hogar es una etapa crucial en el proceso de recuperación de un paciente. Para garantizar una recuperación exitosa, es fundamental contar con una preparación adecuada antes de la cirugía. En este artículo, exploraremos los pasos clave para una preparación efectiva, tanto para el entorno en el hogar como para los cuidadores, con el objetivo de asegurar un cuidado postoperatorio óptimo.

Información sobre la cirugía y el procedimiento:

Antes de la cirugía, es esencial que tanto el paciente como los cuidadores reciban información completa y clara sobre la naturaleza de la cirugía y el procedimiento involucrado. Esto incluye conocer los riesgos y beneficios de la operación, así como las posibles complicaciones postoperatorias. Es importante que el equipo médico esté disponible para responder a todas las preguntas y preocupaciones del paciente y los cuidadores, brindando el apoyo necesario para reducir la ansiedad y mejorar la confianza.

Preparación del entorno en el hogar:

Un entorno seguro y cómodo es fundamental para el cuidado postoperatorio en el hogar. Antes de la cirugía, es recomendable preparar el hogar para facilitar la movilidad del paciente y minimizar los riesgos de caídas o lesiones. Algunos pasos importantes incluyen:

- Eliminar obstáculos: Retirar alfombras sueltas, cables o cualquier objeto que pueda dificultar el movimiento del paciente.
- Organizar los muebles: Asegurarse de que los muebles estén dispuestos de manera que el paciente pueda moverse fácilmente con sillas de ruedas, muletas u otros dispositivos de asistencia.
- Ajustar la altura de las camas y sillas: Si es posible, ajustar la altura de las camas y sillas para facilitar la transferencia del paciente.
- Colocar pasamanos y barras de apoyo: Instalar pasamanos en los pasillos y barras de apoyo en el baño y el área de la ducha para brindar estabilidad y seguridad adicional al paciente.
- Asegurar una iluminación adecuada: Garantizar que todas las áreas del hogar estén bien iluminadas para evitar posibles accidentes.

Suministros necesarios para el cuidado postoperatorio:
Antes de la cirugía, es importante preparar todos los suministros necesarios para el cuidado postoperatorio. Algunos elementos comunes pueden incluir:

- Medicamentos recetados: Asegurarse de tener todos los medicamentos recetados por el médico disponible en el hogar antes de la cirugía.
- Material de curación: Contar con vendajes estériles, gasas, antisépticos y otros suministros necesarios para el cuidado de heridas.
- Ayudas para la movilidad: Si el paciente requiere dispositivos de asistencia, como muletas, andadores o sillas de ruedas, asegurarse de tenerlos disponibles y en buen estado.
- Suministros para la higiene personal: Contar con artículos básicos de higiene, como jabón, toallas limpias, pañales para adultos (si es necesario) y productos para el cuidado de ostomías o catéteres, en caso de que sean requeridos.
- Almohadas y cojines: Tener almohadas adicionales o cojines para ayudar al paciente a encontrar una posición cómoda durante el reposo.

Preparación emocional del paciente y los cuidadores:

La preparación emocional es un aspecto igualmente importante antes de la cirugía. Tanto el paciente como los cuidadores pueden experimentar ansiedad y estrés debido a la cirugía y al proceso de recuperación. Es esencial brindar apoyo emocional y educación para ayudar a enfrentar estos desafíos. Algunas acciones que pueden ayudar incluyen:

- Comunicación abierta: Establecer una comunicación abierta y honesta entre el paciente, los cuidadores y el equipo médico para abordar cualquier inquietud o temor.
- Educación sobre la recuperación: Proporcionar información sobre el proceso de recuperación, incluyendo el tiempo estimado, las expectativas realistas y los recursos disponibles para el apoyo emocional y físico.
- Red de apoyo: Identificar amigos, familiares u otros cuidadores que puedan brindar apoyo adicional durante el período de recuperación.
- Técnicas de relajación: Enseñar técnicas de relajación, como la respiración profunda o la meditación, que puedan ayudar a reducir el estrés y la ansiedad tanto para el paciente como para los cuidadores.

Una preparación adecuada antes de la cirugía es fundamental para un cuidado postoperatorio exitoso en el hogar. Proporcionar información detallada sobre la cirugía, preparar el entorno en el hogar, contar con los suministros necesarios y brindar apoyo emocional son pasos clave para garantizar una recuperación segura y efectiva. Recordemos que cada paciente es único, por lo tanto, es importante adaptar el cuidado postoperatorio a las necesidades específicas de cada individuo.

Cuidados inmediatos después de la cirugía: Pasos esenciales para una recuperación exitosa en el hogar

Los cuidados inmediatos después de una cirugía son cruciales para la recuperación exitosa del paciente en el entorno del hogar. En este artículo, exploraremos los pasos esenciales que deben seguirse para garantizar un cuidado postoperatorio óptimo, incluyendo la transferencia y transporte del paciente, el monitoreo de los signos vitales, el manejo del dolor y el cuidado de las heridas.

Transferencia y transporte del paciente a casa:

Después de la cirugía, el paciente será dado de alta y deberá ser trasladado al hogar para continuar con su recuperación. Es importante seguir las instrucciones del equipo médico en relación a la transferencia y transporte del paciente. Algunos puntos clave a tener en cuenta son:

- Acompañante designado: Designar a una persona responsable para acompañar al paciente durante el traslado y brindar apoyo emocional y físico durante el trayecto.
- Instrucciones de movilización: Aprender las técnicas adecuadas de movilización y transferencia del paciente, incluyendo el uso de dispositivos de asistencia si es necesario, como sillas de ruedas o caminadores.
- Seguridad en el transporte: Asegurarse de que el vehículo esté adecuadamente equipado y acondicionado para garantizar la comodidad y seguridad del paciente durante el trayecto.

- Comunicación con el equipo médico: Mantener una comunicación abierta con el equipo médico para informar sobre cualquier cambio en el estado del paciente durante el transporte.

Monitoreo de signos vitales y condiciones del paciente:

Después de la cirugía, es fundamental monitorear de cerca los signos vitales y las condiciones del paciente para detectar cualquier signo de complicaciones o empeoramiento de su estado de salud. Algunos aspectos a considerar son:

- Control de temperatura: Realizar mediciones regulares de la temperatura corporal del paciente para detectar posibles infecciones o fiebre.
- Presión arterial y frecuencia cardíaca: Monitorear la presión arterial y la frecuencia cardíaca para evaluar la estabilidad cardiovascular del paciente.
- Control respiratorio: Observar la frecuencia respiratoria y asegurarse de que el paciente respire de manera adecuada y sin dificultad.
- Observación de heridas: Inspeccionar regularmente las heridas quirúrgicas para detectar signos de inflamación, enrojecimiento, secreción o cualquier otro signo de infección.

Manejo del dolor y medicamentos recetados:

El control del dolor es esencial para el bienestar del paciente y su capacidad para llevar a cabo las actividades diarias durante la recuperación. Algunos puntos importantes a tener en cuenta son:

- Medicamentos recetados: Asegurarse de comprender las instrucciones del médico sobre los medicamentos recetados, incluyendo las dosis, frecuencia y duración del tratamiento.
- Programación de medicamentos: Establecer un horario adecuado para la administración de los medicamentos y asegurarse de seguirlo rigurosamente para mantener un alivio efectivo del dolor.

- Efectos secundarios: Estar atento a los posibles efectos secundarios de los medicamentos y comunicarse con el equipo médico si surgen problemas o inquietudes.
- Terapias complementarias: Explorar opciones de terapias complementarias para el manejo del dolor, como la terapia de calor o frío, la fisioterapia o técnicas de relajación.

Cuidado de heridas y cambio de vendajes:

El cuidado adecuado de las heridas después de la cirugía es fundamental para prevenir infecciones y promover una cicatrización saludable. Aquí hay algunos puntos clave a tener en cuenta:

- Limpieza adecuada: Seguir las instrucciones del equipo médico sobre cómo limpiar y curar las heridas correctamente, utilizando soluciones antisépticas y técnicas estériles.
- Cambio de vendajes: Realizar cambios de vendajes según las recomendaciones médicas, asegurándose de utilizar guantes estériles y manipular los materiales de curación de manera adecuada.
- Observación de signos de infección: Estar atento a signos de infección en las heridas, como enrojecimiento, inflamación, secreción con mal olor o fiebre, y comunicarse de inmediato con el equipo médico si se presentan estos síntomas.
- Descanso y posicionamiento adecuado: Ayudar al paciente a encontrar una posición cómoda que no cause tensión ni presión sobre las heridas para favorecer una cicatrización adecuada.

El cuidado inmediato después de la cirugía desempeña un papel fundamental en el éxito de la recuperación del paciente en el hogar. Desde la transferencia y transporte adecuados, hasta el monitoreo de signos vitales, el manejo del dolor y el cuidado de las heridas, cada paso es esencial para garantizar una recuperación exitosa. Siguiendo estas pautas y manteniendo una comunicación abierta con el equipo médico, los cuidadores pueden brindar el apoyo necesario para promover una recuperación segura y efectiva del paciente.

Alimentación y nutrición en el cuidado postoperatorio: Claves para una recuperación exitosa en el hogar

Una adecuada alimentación y nutrición son fundamentales durante el período de cuidado postoperatorio en el hogar. Una dieta equilibrada y nutritiva contribuye a una pronta recuperación, fortalece el sistema inmunológico y promueve la cicatrización de las heridas. En este artículo, exploraremos las recomendaciones dietéticas y pautas de administración de medicamentos orales para asegurar una óptima nutrición durante la recuperación postoperatoria en el hogar.

Recomendaciones dietéticas postoperatorias:

Después de la cirugía, es esencial prestar atención a los siguientes aspectos para garantizar una adecuada alimentación y nutrición:

- Hidratación: Mantener una buena hidratación es fundamental para el proceso de recuperación. Asegurarse de que el paciente beba suficiente agua durante el día y ofrecer líquidos adicionales si es necesario.
- Consumo de proteínas: Las proteínas son esenciales para la cicatrización de tejidos y la reparación celular. Incluir alimentos ricos en proteínas como carne magra, pollo, pescado, huevos, productos lácteos bajos en grasa, legumbres y tofu en la dieta del paciente.
- Fibra dietética: Una dieta rica en fibra ayuda a prevenir el estreñimiento, un problema común después de la cirugía. Incluir alimentos como frutas, verduras, granos enteros y legumbres para asegurar un adecuado consumo de fibra.
- Vitaminas y minerales: Asegurar la ingesta adecuada de vitaminas y minerales es esencial para una pronta recuperación. Incluir una variedad de frutas, verduras y alimentos fortificados en la dieta para garantizar una adecuada nutrición.
- Evitar alimentos desencadenantes: En algunos casos, ciertos alimentos pueden causar molestias o interferir con la recuperación. Si se identifican alimentos que causan malestar gastrointestinal o reacciones adversas, es importante evitarlos temporalmente.

Administración de medicamentos orales:

Durante el cuidado postoperatorio en el hogar, es posible que se requiera la administración de medicamentos orales. A continuación, se presentan algunas pautas a seguir:

- Cumplir con las indicaciones médicas: Asegurarse de comprender las instrucciones precisas del médico en cuanto a los medicamentos recetados, incluyendo la dosis, frecuencia y duración del tratamiento.
- Programar la toma de medicamentos: Establecer un horario regular para la administración de los medicamentos orales y asegurarse de seguirlo rigurosamente para garantizar la eficacia del tratamiento.
- Tomar los medicamentos con alimentos: Algunos medicamentos deben tomarse con alimentos para una mejor absorción y para reducir el riesgo de malestar estomacal. Consultar al médico o farmacéutico sobre las recomendaciones específicas para cada medicamento.
- Evitar la interacción con otros alimentos: Algunos medicamentos pueden interactuar con ciertos alimentos, disminuyendo su efectividad o causando efectos secundarios. Asegurarse de leer las etiquetas de los medicamentos y consultar con el médico o farmacéutico sobre las restricciones alimentarias.

Control de la ingesta de líquidos:

El control adecuado de la ingesta de líquidos es importante durante el cuidado postoperatorio. A continuación, se presentan algunos puntos clave a tener en cuenta:

- Siga las recomendaciones del médico: El equipo médico puede proporcionar pautas específicas sobre la cantidad de líquidos que el paciente debe consumir diariamente, dependiendo de su estado de salud y del tipo de cirugía realizada.
- Distribuya la ingesta de líquidos durante el día: Es preferible distribuir la ingesta de líquidos a lo largo del día en lugar de consumir grandes cantidades en una sola vez. Esto puede ayudar a prevenir la sensación de saciedad excesiva y facilitar una mejor digestión.

- Evite el consumo excesivo de líquidos antes de acostarse: Limitar la ingesta de líquidos antes de dormir puede ayudar a reducir las interrupciones nocturnas para ir al baño y promover un sueño más reparador.

Alimentación enteral o parenteral, si es necesario:

En algunos casos, después de ciertos procedimientos quirúrgicos, el paciente puede requerir alimentación enteral o parenteral, es decir, la administración de nutrientes directamente en el estómago o en el torrente sanguíneo. En estas situaciones, es crucial seguir las indicaciones precisas del equipo médico y recibir la capacitación necesaria para administrar correctamente la alimentación enteral o parenteral en el hogar.

Una alimentación y nutrición adecuadas desempeñan un papel crucial en el cuidado postoperatorio en el hogar. Siguiendo las recomendaciones dietéticas, administrando los medicamentos orales de manera correcta y controlando la ingesta de líquidos, se puede asegurar una nutrición óptima y contribuir a una pronta recuperación del paciente. Siempre es importante consultar con el equipo médico o un nutricionista para obtener pautas personalizadas y adaptadas a las necesidades específicas de cada paciente durante su proceso de recuperación postoperatoria.

Movilización y terapia física en el cuidado postoperatorio: Promoviendo la recuperación en el hogar

La movilización y la terapia física son aspectos fundamentales del cuidado postoperatorio en el hogar. Estas prácticas ayudan a promover la circulación sanguínea, prevenir complicaciones y acelerar la recuperación del paciente. En este artículo, exploraremos la importancia de la movilización adecuada, los ejercicios recomendados, el uso de dispositivos de asistencia y las medidas para prevenir caídas y lesiones durante el período de recuperación postoperatoria en el hogar.

Movimiento y actividad física adecuada:

Después de la cirugía, es importante fomentar la movilidad y la actividad física de acuerdo con las recomendaciones del equipo médico.

Aquí hay algunos puntos clave a tener en cuenta:

- Iniciar el movimiento temprano: Tan pronto como sea seguro, alentar al paciente a moverse y realizar actividades básicas, como caminar cortas distancias o realizar ejercicios de rango de movimiento bajo la supervisión adecuada.
- Graduar la actividad: A medida que el paciente se recupera, es posible aumentar gradualmente la intensidad y la duración de la actividad física. Sin embargo, es importante evitar el exceso de esfuerzo o la fatiga excesiva.
- Escuchar al cuerpo: Cada paciente tiene un ritmo de recuperación único. Es fundamental que el paciente se escuche a sí mismo y respete los límites de su cuerpo durante el proceso de movilización y actividad física.

Terapia física y ejercicios recomendados:

En muchos casos, el equipo médico puede recomendar terapia física específica para ayudar en la recuperación postoperatoria. Algunos puntos importantes a tener en cuenta son:

- Seguir las indicaciones del terapeuta físico: Si se ha recomendado terapia física, es fundamental seguir las instrucciones del terapeuta en cuanto a los ejercicios, la frecuencia y la duración de las sesiones.
- Ejercicios de fortalecimiento: Los ejercicios de fortalecimiento muscular pueden ser beneficiosos para recuperar la fuerza y la función después de la cirugía. Estos pueden incluir ejercicios con pesas, bandas de resistencia o ejercicios de resistencia corporal.

- Ejercicios de movilidad: Los ejercicios de rango de movimiento ayudan a mantener la flexibilidad y prevenir la rigidez articular. Estos ejercicios pueden variar según la parte del cuerpo afectada por la cirugía.
- Estiramientos suaves: Los estiramientos suaves pueden ayudar a relajar los músculos, mejorar la movilidad y prevenir contracturas. Se recomienda realizar estiramientos adecuados para cada grupo muscular bajo la supervisión de un terapeuta físico o profesional de la salud.

Uso de dispositivos de asistencia, si es necesario:

En algunos casos, el paciente puede requerir dispositivos de asistencia para facilitar la movilidad y la recuperación. Algunos ejemplos comunes son:

- Muletas: Las muletas pueden proporcionar soporte adicional y ayudar al paciente a caminar o moverse mientras se recupera de una cirugía en las extremidades inferiores.
- Andadores: Los andadores son útiles para aquellos que necesitan apoyo y estabilidad adicional al caminar después de una cirugía.
- Sillas de ruedas: Las sillas de ruedas pueden ser necesarias para aquellos pacientes que tienen dificultades para caminar o tienen restricciones de movimiento después de la cirugía.
- Otros dispositivos de asistencia: Dependiendo de las necesidades individuales del paciente, pueden requerirse otros dispositivos de asistencia, como barras de apoyo o corsets, para facilitar la movilidad y garantizar la seguridad.

Prevención de caídas y lesiones:

Durante el cuidado postoperatorio en el hogar, es fundamental tomar medidas para prevenir caídas y lesiones. Aquí hay algunas recomendaciones importantes:

- Mantener un entorno seguro: Asegurarse de que el hogar esté libre de obstáculos y que las áreas de paso estén bien iluminadas.

- Uso adecuado de dispositivos de asistencia: Si se utilizan dispositivos de asistencia, asegurarse de que estén en buen estado y usarlos correctamente para garantizar la estabilidad y la seguridad del paciente.
- Tomar precauciones al levantarse: Al levantarse de la cama o de una silla, hacerlo lentamente y con precaución para evitar mareos o desequilibrios.
- Uso de calzado adecuado: Utilizar calzado cómodo y antideslizante para evitar resbalones y caídas.
- Pedir ayuda cuando sea necesario: Si el paciente se siente inseguro o necesita ayuda para moverse, es importante solicitar asistencia de un cuidador o familiar para prevenir accidentes.

La movilización y la terapia física desempeñan un papel crucial en la recuperación postoperatoria en el hogar. Siguiendo las recomendaciones del equipo médico, realizando los ejercicios recomendados, utilizando dispositivos de asistencia cuando sea necesario y tomando medidas para prevenir caídas y lesiones, se puede promover una recuperación exitosa y segura. La paciencia, la comunicación abierta con el equipo médico y el respeto por los límites del cuerpo son fundamentales durante este proceso de rehabilitación en el hogar.

Higiene y cuidado personal en el cuidado postoperatorio: Manteniendo la salud y previniendo infecciones en el hogar

Durante el cuidado postoperatorio en el hogar, mantener una buena higiene y cuidado personal es esencial para promover la salud, prevenir infecciones y garantizar una recuperación exitosa. En este artículo, exploraremos la importancia del cuidado de la piel, el baño seguro, el cambio de ropa y la gestión de dispositivos médicos, como catéteres, drenajes y ostomías, durante el período de recuperación en el hogar.

Cuidado de la piel y prevención de infecciones:

El cuidado adecuado de la piel es fundamental para prevenir infecciones y promover una cicatrización adecuada después de la cirugía. Aquí hay algunos puntos clave a tener en cuenta:

- Limpieza suave: Limpiar la piel con suavidad utilizando productos suaves y no irritantes. Evitar el uso de jabones perfumados o agresivos que puedan causar sequedad o irritación.
- Cuidado de incisiones quirúrgicas: Seguir las instrucciones médicas sobre cómo limpiar y curar las incisiones quirúrgicas. Utilizar productos estériles y técnicas adecuadas para evitar infecciones.
- Hidratación: Mantener la piel hidratada utilizando cremas o lociones recomendadas por el equipo médico. Evitar aplicar productos en áreas cercanas a las incisiones a menos que se indique lo contrario.
- Observación de cambios en la piel: Estar atento a cualquier signo de enrojecimiento, inflamación, secreción o picazón en la piel. Comunicarse con el equipo médico si se presentan síntomas inusuales o preocupantes.

Baño y ducha seguros:

El baño y la ducha pueden ser momentos de relajación y cuidado personal, pero es importante seguir algunas pautas para garantizar la seguridad y la prevención de infecciones:

- Esperar la autorización médica: Seguir las indicaciones del equipo médico en cuanto a cuándo es seguro tomar un baño o una ducha después de la cirugía. En algunos casos, puede ser necesario esperar un período específico antes de hacerlo.
- Evitar la inmersión en agua: Si se indica evitar la inmersión en agua, optar por una ducha en lugar de un baño de inmersión para prevenir la exposición de las incisiones quirúrgicas o dispositivos médicos a posibles contaminantes.
- Uso de productos adecuados: Utilizar productos de higiene suave y no irritante durante el baño o la ducha. Evitar frotar o rascar las áreas quirúrgicas o sensibles.
- Secado cuidadoso: Secar suavemente la piel después del baño o la ducha, prestando especial atención a las áreas quirúrgicas o con dispositivos médicos para asegurar que estén completamente secas.

Cambio de ropa y ropa de cama:

El cambio regular de ropa y ropa de cama es importante para mantener la higiene y prevenir infecciones. Aquí hay algunas recomendaciones clave:

- Ropa limpia: Utilizar ropa limpia y cómoda que permita la transpiración y evite la acumulación de humedad.
- Evitar prendas ajustadas: Optar por prendas sueltas que no ejerzan presión sobre las áreas quirúrgicas o dispositivos médicos.
- Cambio regular de ropa de cama: Cambiar regularmente las sábanas, fundas de almohadas y mantas para mantener una higiene adecuada y prevenir la acumulación de bacterias.

Manejo de catéteres, drenajes y ostomías:

En algunos casos, el paciente puede requerir catéteres, drenajes o ostomías como parte de su recuperación. Aquí hay algunos puntos clave a tener en cuenta:

- Siga las instrucciones médicas: Seguir las indicaciones precisas del equipo médico en cuanto al cuidado y manejo de dispositivos médicos. Esto puede incluir limpieza regular, cambio de bolsas de ostomía o el vaciado y cuidado de drenajes.
- Higiene adecuada: Mantener una higiene estricta alrededor de los dispositivos médicos para prevenir infecciones. Lavar las manos antes y después del manejo y utilizar técnicas estériles según las indicaciones médicas.
- Comunicación con el equipo médico: Estar atento a cualquier cambio o problema relacionado con los dispositivos médicos y comunicarse de inmediato con el equipo médico si se presentan complicaciones o preocupaciones.

El cuidado de la piel, el baño seguro, el cambio de ropa y el manejo adecuado de dispositivos médicos son aspectos esenciales del cuidado postoperatorio en el hogar. Siguiendo las pautas de higiene y cuidado personal, se puede promover la salud, prevenir infecciones y contribuir a una pronta y exitosa recuperación del paciente. Siempre es importante seguir las instrucciones del equipo médico y comunicarse con ellos si surgen inquietudes o se presentan complicaciones durante el proceso de cuidado postoperatorio.

Manejo de complicaciones y signos de alarma en el cuidado postoperatorio: Vigilancia y respuesta efectiva en el hogar

El manejo de complicaciones y el reconocimiento temprano de los signos de alarma son aspectos cruciales del cuidado postoperatorio en el hogar. Estar preparado para identificar y responder adecuadamente a las posibles complicaciones puede ayudar a prevenir problemas graves y promover una recuperación exitosa. En este artículo, exploraremos la importancia de la vigilancia constante, los signos de infección o reacción adversa y las medidas a tomar en caso de emergencia durante el período de recuperación en el hogar.

Identificación de complicaciones comunes:

Es fundamental estar atento a posibles complicaciones que puedan surgir después de una cirugía. Algunas complicaciones comunes incluyen:

- Infecciones de heridas: Vigilar las incisiones quirúrgicas en busca de signos de enrojecimiento, hinchazón, calor, secreción con mal olor o fiebre.
- Trombosis venosa profunda (TVP): Estar alerta ante signos de dolor, hinchazón o sensibilidad en las extremidades inferiores, así como dificultad para respirar o dolor en el pecho, que pueden indicar una posible TVP.
- Complicaciones respiratorias: Estar atento a dificultades respiratorias, tos persistente, fiebre o secreción excesiva de las vías respiratorias.

- Reacción alérgica a medicamentos: Observar cualquier signo de erupción cutánea, picazón, dificultad para respirar, hinchazón de la cara o la garganta después de tomar medicamentos.
- Hemorragias: Estar alerta ante sangrado excesivo o incontrolable de las heridas o cualquier otro sitio del cuerpo.

Signos de infección o reacción adversa:

Es importante estar familiarizado con los signos de infección o reacción adversa y actuar de manera rápida y adecuada si se presentan. Algunos signos a tener en cuenta pueden incluir:

- Fiebre persistente o alta: Una temperatura superior a 38°C puede indicar una posible infección.
- Enrojecimiento e inflamación: Observar si hay enrojecimiento, calor, hinchazón o sensibilidad en las áreas quirúrgicas o alrededor de los dispositivos médicos.
- Secreción con mal olor: Prestar atención a cualquier líquido o pus que se desprenda de las heridas quirúrgicas o dispositivos médicos.
- Dolor intenso o que empeora: El aumento del dolor que no se alivia con medicamentos puede ser un signo de complicaciones.
- Cambios en la función: Observar cualquier cambio en la función del órgano o sistema afectado por la cirugía, como dificultades para respirar, problemas digestivos o disminución de la función motora.

Qué hacer en caso de emergencia:

En caso de emergencia durante el cuidado postoperatorio en el hogar, es fundamental seguir los siguientes pasos:

- Mantener la calma: Mantener la calma y evaluar rápidamente la situación.
- Llamar a los servicios de emergencia: Si la situación es grave o potencialmente mortal, llamar a los servicios de emergencia de inmediato.

- Comunicarse con el equipo médico: En situaciones menos urgentes pero preocupantes, comunicarse con el equipo médico para recibir orientación y asistencia.4. Seguir las instrucciones del equipo médico: En caso de emergencia, seguir las instrucciones proporcionadas por el equipo médico o los servicios de emergencia.

El manejo de complicaciones y el reconocimiento temprano de los signos de alarma son fundamentales para un cuidado postoperatorio exitoso en el hogar. La vigilancia constante, la identificación de complicaciones comunes y los signos de infección o reacción adversa, así como saber cómo actuar en caso de emergencia, son aspectos cruciales para garantizar la seguridad y el bienestar del paciente. Siempre es importante mantener una comunicación abierta con el equipo médico y seguir las instrucciones y recomendaciones proporcionadas para una atención óptima durante el período de recuperación postoperatoria en el hogar.

Apoyo emocional y psicológico en el cuidado postoperatorio: Cuidando el bienestar del paciente en el hogar

El apoyo emocional y psicológico desempeña un papel vital en el cuidado postoperatorio en el hogar. Durante este período, los pacientes pueden enfrentar desafíos emocionales y psicológicos, como ansiedad, depresión, estrés y cambios en la calidad de vida. En este artículo, exploraremos la importancia del apoyo emocional, las estrategias para promover el bienestar mental y las fuentes de apoyo disponibles para el paciente durante su proceso de recuperación en el hogar.

Reconociendo las necesidades emocionales del paciente:

Es esencial reconocer y abordar las necesidades emocionales del paciente durante el cuidado postoperatorio en el hogar. Algunos aspectos clave a tener en cuenta incluyen:

- Comunicación abierta: Fomentar una comunicación abierta y honesta con el paciente para que pueda expresar sus preocupaciones, miedos y emociones. Escuchar activamente y mostrar empatía son fundamentales.

- Validación de emociones: Validar las emociones del paciente y proporcionar apoyo emocional, reconociendo que es normal sentirse ansioso, triste o preocupado después de una cirugía.
- Educación sobre los desafíos emocionales: Proporcionar información al paciente y a los cuidadores sobre los desafíos emocionales comunes que pueden surgir durante el período de recuperación, y cómo pueden ser abordados de manera efectiva.
- Remisión a profesionales de la salud mental: Si el paciente muestra signos de angustia emocional significativa, como depresión o ansiedad intensa, es importante remitirlo a profesionales de la salud mental para recibir apoyo especializado.

Estrategias para promover el bienestar mental:

Existen diversas estrategias que pueden ayudar a promover el bienestar mental y emocional del paciente durante el cuidado postoperatorio en el hogar. Algunas de ellas son:

- Establecimiento de rutinas: Establecer rutinas diarias puede brindar una sensación de estructura y normalidad, lo que puede ser reconfortante para el paciente.
- Participación en actividades placenteras: Alentar al paciente a participar en actividades que disfrute, como leer, escuchar música, practicar hobbies o pasar tiempo con seres queridos.
- Técnicas de relajación y respiración: Enseñar técnicas de relajación, como la respiración profunda, la meditación o el yoga, que pueden ayudar a reducir la ansiedad y el estrés.4. Fomento de la socialización: Promover el contacto con amigos, familiares y grupos de apoyo que puedan brindar compañía, apoyo y una sensación de conexión social.
- Mantenimiento de una alimentación saludable y actividad física: Una alimentación equilibrada y la práctica regular de ejercicio físico pueden tener un impacto positivo en el estado de ánimo y el bienestar general del paciente.

Fuentes de apoyo disponibles:

Es importante recordar que el paciente no está solo durante su proceso de recuperación. Existen diversas fuentes de apoyo disponibles que pueden ser de gran ayuda, como:

- Familiares y amigos: El apoyo de seres queridos es invaluable. Fomentar la participación de familiares y amigos en el cuidado y ofrecer un espacio seguro para compartir emociones y preocupaciones.
- Grupos de apoyo: Existen grupos de apoyo en línea y presenciales donde los pacientes pueden conectarse con otras personas que han pasado por experiencias similares y compartir sus inquietudes y experiencias.
- Profesionales de la salud: El equipo médico y de enfermería puede brindar orientación y apoyo emocional, así como referir al paciente a profesionales de la salud mental si es necesario.
- Servicios de salud mental: Buscar servicios de salud mental, como psicólogos o psicoterapeutas, puede ser de gran ayuda para el paciente en el manejo de los desafíos emocionales y la promoción del bienestar mental.

El apoyo emocional y psicológico es un aspecto fundamental del cuidado postoperatorio en el hogar. Reconocer y abordar las necesidades emocionales del paciente, implementar estrategias para promover el bienestar mental y aprovechar las fuentes de apoyo disponibles puede contribuir en gran medida a una recuperación exitosa. Al brindar un entorno de apoyo y comprensión, se puede ayudar al paciente a enfrentar los desafíos emocionales y promover su bienestar general durante el período de recuperación postoperatoria.

Comunicación efectiva con el equipo médico en el cuidado postoperatorio: Clave para una atención integral en el hogar

La comunicación efectiva con el equipo médico es esencial durante el cuidado postoperatorio en el hogar. Mantener una comunicación abierta y clara con los profesionales de la salud garantiza una atención integral y permite abordar de manera oportuna cualquier inquietud, complicación o necesidad que pueda surgir durante la recuperación del paciente. En este artículo, exploraremos la importancia de una comunicación efectiva, las formas de establecerla y cómo aprovecharla al máximo para brindar una atención de calidad en el hogar.

La importancia de la comunicación efectiva:

La comunicación efectiva entre el paciente, los cuidadores y el equipo médico tiene múltiples beneficios. Algunos aspectos clave a tener en cuenta son:

- Comprender las instrucciones: Una comunicación clara y precisa garantiza que todos los involucrados comprendan adecuadamente las instrucciones médicas, incluyendo medicamentos, cuidado de heridas, terapia física y seguimiento.
- Resolución de dudas e inquietudes: Una buena comunicación permite a los pacientes y cuidadores plantear preguntas, expresar inquietudes y obtener respuestas claras y precisas para tener un mejor entendimiento y tranquilidad durante el proceso de recuperación.
- Detección temprana de complicaciones: Mediante una comunicación abierta, el paciente y los cuidadores pueden informar al equipo médico sobre cualquier cambio en los síntomas, efectos secundarios de medicamentos o posibles complicaciones, lo que permite una intervención temprana y una atención oportuna.
- Apoyo emocional: La comunicación efectiva brinda la oportunidad de compartir emociones y preocupaciones, permitiendo al equipo médico proporcionar apoyo emocional y brindar recursos adicionales si es necesario.

Formas de establecer una comunicación efectiva:

Existen diversas formas de establecer una comunicación efectiva con el equipo médico durante el cuidado postoperatorio en el hogar. Algunas estrategias útiles incluyen:

- Establecer una relación de confianza: Construir una relación de confianza con el equipo médico es fundamental para una comunicación abierta. Hacer preguntas, expresar inquietudes y compartir información relevante para recibir una atención de calidad.
- Prepararse para las consultas médicas: Antes de las consultas, preparar una lista de preguntas o inquietudes que se deseen abordar. Anotar los síntomas, cambios o eventos relevantes para informar al médico durante la visita.
- Escuchar activamente: Durante las consultas, prestar atención y escuchar activamente las explicaciones y recomendaciones del equipo médico. Pedir aclaraciones si algo no está claro y asegurarse de comprender completamente las instrucciones y el plan de atención.
- Utilizar tecnología de la comunicación: Si es posible, aprovechar las tecnologías de comunicación como correo electrónico, mensajes de texto o aplicaciones de salud para comunicarse con el equipo médico y compartir información relevante.

Aprovechando al máximo la comunicación con el equipo médico:

Para aprovechar al máximo la comunicación con el equipo médico durante el cuidado postoperatorio en el hogar, es importante:

- Mantener un registro: Mantener un registro de los síntomas, medicamentos, cambios en el estado de salud y preguntas que surjan entre consultas médicas. Esto permite una comunicación más precisa y efectiva durante las consultas de seguimiento.
- Ser proactivo: No dudar en comunicarse con el equipo médico si surgen dudas, inquietudes o cambios en el estado de salud del paciente. No esperar hasta la siguiente consulta si se necesita atención o asesoramiento adicional.

- Participar en la toma de decisiones: Participar activamente en la toma de decisiones sobre el plan de atención del paciente. Compartir perspectivas y preferencias con el equipo médico para que puedan colaborar juntos en el mejor interés del paciente.
- Buscar apoyo adicional: Si la comunicación con el equipo médico se vuelve difícil o insatisfactoria, buscar una segunda opinión o buscar apoyo en grupos de pacientes o asociaciones de pacientes para obtener información adicional y perspectivas diferentes.

La comunicación efectiva con el equipo médico desempeña un papel fundamental en el cuidado postoperatorio en el hogar. Establecer una comunicación clara y abierta permite una atención integral, la resolución de dudas e inquietudes, la detección temprana de complicaciones y el apoyo emocional. Al aprovechar al máximo la comunicación con el equipo médico, se promueve una recuperación exitosa y se garantiza una atención de calidad durante todo el proceso de recuperación postoperatoria en el hogar.

Lista de verificación para el alta hospitalaria: Garantizando una transición segura hacia el cuidado postoperatorio en el hogar

El alta hospitalaria marca el inicio de la fase de cuidado postoperatorio en el hogar. Es un momento crucial en el que es fundamental asegurarse de que se hayan recopilado todos los datos necesarios y de que se tengan las instrucciones adecuadas para un cuidado óptimo en el hogar. Una herramienta útil para este propósito es la lista de verificación para el alta hospitalaria. En este artículo, exploraremos la importancia de esta lista y proporcionaremos una guía detallada sobre los elementos clave a considerar antes de dejar el hospital.

Importancia de la lista de verificación para el alta hospitalaria:

La lista de verificación para el alta hospitalaria es una herramienta valiosa que ayuda a garantizar una transición segura y sin problemas desde el entorno hospitalario hacia el cuidado postoperatorio en el hogar. Al utilizar esta lista, se pueden evitar olvidos o confusiones, se recopilan todos los datos necesarios y se asegura una comprensión clara de las instrucciones proporcionadas por el equipo médico. Además, la lista de verificación proporciona una referencia útil para los cuidadores y ayuda a promover la continuidad del cuidado.

Elementos clave de la lista de verificación para el alta hospitalaria:

1. Medicamentos recetados:

    - Anotar el nombre de cada medicamento, la dosis, la frecuencia de administración y cualquier instrucción especial (por ejemplo, tomar con alimentos o antes de acostarse).
    - Asegurarse de comprender completamente la finalidad de cada medicamento y sus posibles efectos secundarios.
    - Verificar si algún medicamento debe suspenderse o continuar después del alta.

2. Instrucciones de cuidado postoperatorio:

    - Obtener instrucciones claras y detalladas sobre el cuidado de las incisiones quirúrgicas, el cambio de vendajes o apósitos y cualquier otra consideración específica para la recuperación postoperatoria.
    - Asegurarse de comprender los signos de infección o complicaciones y las medidas a tomar en caso de que surjan.
    - Preguntar sobre restricciones de actividad, como levantar objetos pesados o realizar actividades físicas intensas, y cuándo se pueden retomar gradualmente.

3. Citas de seguimiento:

    - Confirmar la fecha, hora y ubicación de las citas de seguimiento con el equipo médico.

- Obtener información sobre los análisis de laboratorio o pruebas de imagen que se deben realizar antes de las citas de seguimiento.
- Asegurarse de comprender la importancia de las citas de seguimiento y cómo comunicarse con el equipo médico si surgen problemas o inquietudes antes de la próxima cita.

4. Dispositivos médicos o equipos:

- Verificar si se necesita algún dispositivo médico o equipo especial en el hogar, como sillas de ruedas, muletas, catéteres o equipos de terapia respiratoria.
- Asegurarse de comprender cómo usar y mantener correctamente dichos dispositivos, incluyendo cualquier cambio en el cuidado o limpieza necesarios.

5. Recetas y suministros:

- Asegurarse de obtener recetas escritas y comprender cómo obtener los medicamentos recetados después del alta.
- Confirmar si es necesario adquirir suministros adicionales, como vendajes, apósitos o productos para el cuidado de heridas, y saber dónde obtenerlos.

6. Información de contacto de emergencia:

- Obtener y anotar números de contacto de emergencia, como el del médico tratante, el servicio de atención al paciente del hospital, servicios de emergencia locales y familiares o amigos de confianza.
- Comprender cuándo es apropiado llamar a los servicios de emergencia y cuándo comunicarse directamente con el equipo médico.

La lista de verificación para el alta hospitalaria es una herramienta valiosa que garantiza una transición segura y efectiva hacia el cuidado postoperatorio en el hogar. Al seguir esta lista detallada, se pueden recopilar todos los datos necesarios, comprender claramente las instrucciones y promover la continuidad del cuidado. No olvides revisar y actualizar esta lista a medida que surjan nuevas instrucciones o consideraciones durante el proceso de recuperación. Recuerda que la comunicación abierta con el equipo médico es fundamental para abordar cualquier inquietud o pregunta adicional que pueda surgir durante el cuidado postoperatorio en el hogar.

Registro de medicamentos y dosis: Manteniendo un cuidado preciso y seguro en el cuidado postoperatorio

El cuidado postoperatorio implica seguir un régimen de medicamentos recetados para promover la recuperación adecuada del paciente. Mantener un registro preciso de los medicamentos y las dosis es esencial para garantizar un cuidado seguro y efectivo en el hogar. En este artículo, exploraremos la importancia de llevar un registro de medicamentos y dosis, cómo mantenerlo actualizado y cómo utilizarlo para facilitar el cuidado postoperatorio.

Importancia del registro de medicamentos y dosis:

Un registro de medicamentos y dosis es una herramienta valiosa para el cuidado postoperatorio en el hogar. Al llevar un registro detallado, se pueden evitar errores en la administración de medicamentos, garantizar la adherencia al régimen prescrito y brindar información precisa a los profesionales de la salud durante las consultas de seguimiento. Además, el registro de medicamentos y dosis es útil para compartir información con los cuidadores y garantizar una comunicación clara y precisa en caso de consultas médicas adicionales.

Cómo mantener un registro de medicamentos y dosis:

1. Registre el nombre del medicamento:

    o Anote el nombre completo del medicamento tal como aparece en la receta médica.

- Si hay medicamentos de marca y genéricos, especifique cuál está tomando el paciente.

2. Dosificación y frecuencia:

- Registre la dosis prescrita, ya sea en miligramos, unidades o cualquier otra medida específica para cada medicamento.
- Indique con claridad la frecuencia de administración, como "una vez al día", "cada 8 horas" o "antes de las comidas".

3. Instrucciones especiales:

- Asegúrese de incluir cualquier instrucción especial proporcionada por el médico, como tomar el medicamento con alimentos o evitar ciertos alimentos o bebidas.
- Registre si es necesario almacenar el medicamento en un lugar fresco o protegido de la luz solar directa.

4. Anote la fecha de inicio y fin:

- Registre la fecha en que comenzó a tomar el medicamento y la fecha estimada en que debe suspenderse, según las instrucciones médicas.
- Actualice el registro si hay cambios en las fechas de inicio o fin durante el tratamiento.

5. Espacio para anotaciones adicionales:

- Deje espacio en el registro para anotar cualquier efecto secundario o reacción adversa que el paciente pueda experimentar.
- Haga anotaciones sobre cualquier cambio en la dosis o en el régimen de medicación que se realice a lo largo del tiempo.

Cómo utilizar el registro de medicamentos y dosis:

1. Administración precisa de medicamentos:

- Utilice el registro como referencia para garantizar la administración correcta de los medicamentos en las dosis y momentos adecuados.
- Verifique cada administración de medicamentos y marque el registro una vez que se haya administrado cada dosis.

2. Facilitar las consultas médicas:

- Lleve el registro a las consultas de seguimiento para proporcionar información precisa al médico o enfermero.
- Pregunte al profesional de la salud si hay alguna actualización o cambio en el régimen de medicamentos y actualice el registro en consecuencia.

3. Comunicación con los cuidadores:

- Comparta el registro con los cuidadores para que puedan seguir el régimen de medicamentos de manera adecuada y estén al tanto de cualquier cambio o actualización.
- Asegúrese de que los cuidadores comprendan las instrucciones y tengan acceso al registro en caso de consultas o emergencias.

Mantener un registro preciso de los medicamentos y las dosis es esencial para un cuidado seguro y efectivo en el cuidado postoperatorio en el hogar. Al llevar un registro detallado, se evitan errores en la administración de medicamentos y se facilita la comunicación con los profesionales de la salud y los cuidadores. Recuerde que es importante actualizar el registro regularmente y consultarlo durante las consultas médicas de seguimiento para garantizar un cuidado óptimo y promover una recuperación exitosa del paciente.

Diario de actividades y progreso: Registrando el camino hacia una recuperación exitosa en el cuidado postoperatorio

Durante el cuidado postoperatorio en el hogar, llevar un diario de actividades y progreso puede ser una herramienta invaluable para registrar el camino hacia una recuperación exitosa. Este diario proporciona una visión completa de las actividades diarias, el progreso del paciente y los cambios en la salud a lo largo del tiempo. En este artículo, exploraremos la importancia del diario de actividades y progreso, cómo mantenerlo y cómo utilizarlo para facilitar el cuidado postoperatorio efectivo.

La importancia del diario de actividades y progreso:

El diario de actividades y progreso es una herramienta que ayuda a mantener un registro sistemático y detallado de la recuperación postoperatoria del paciente. Al llevar este diario, se pueden rastrear las actividades diarias, los cambios en la salud y el progreso en la rehabilitación, lo que permite evaluar la efectividad del tratamiento y ajustar el cuidado según sea necesario. Además, el diario proporciona una referencia objetiva durante las consultas médicas de seguimiento, facilitando la comunicación y la toma de decisiones informadas sobre el cuidado del paciente.

Cómo mantener un diario de actividades y progreso:

1. Establezca un formato de registro:

    o Determine qué aspectos desea incluir en el diario, como actividades diarias, medicamentos tomados, cambios en los síntomas, terapia física realizada, entre otros.
    o Organice el diario en un formato que sea fácil de usar y que pueda mantenerse actualizado regularmente.

2. Registre las actividades diarias:

    o Anote las actividades realizadas cada día, como la alimentación, el ejercicio, las terapias o los descansos.

- Registre la duración de cada actividad y cualquier cambio o dificultad experimentados.

3. Anote los medicamentos y tratamientos:

    - Registre los medicamentos tomados, las dosis y la hora de administración.
    - Haga anotaciones sobre cualquier efecto secundario o reacción adversa experimentada.

4. Registre los cambios en la salud:

    - Anote cualquier cambio en los síntomas, como el nivel de dolor, la fatiga, la movilidad o la calidad del sueño.
    - Registre cualquier nueva sensación o molestia y la duración de los síntomas.

5. Haga un seguimiento del progreso:

    - Registre los hitos alcanzados en la rehabilitación, como la mejora en la fuerza, la movilidad o la función del órgano afectado por la cirugía.
    - Haga anotaciones sobre los logros personales o las metas alcanzadas durante el proceso de recuperación.

Cómo utilizar el diario de actividades y progreso:

1. Monitoreo del progreso:

    - Revise el diario regularmente para evaluar el progreso del paciente en función de las actividades realizadas y los cambios en la salud registrados.
    - Identifique patrones o tendencias a lo largo del tiempo para evaluar la eficacia del tratamiento y realizar ajustes según sea necesario.

2. Comunicación efectiva con el equipo médico:

    - Lleve el diario a las consultas de seguimiento y compártalo con el equipo médico.

- Utilice el diario como referencia para proporcionar información precisa y detallada sobre el progreso del paciente durante las consultas médicas.

3. Toma de decisiones informadas:

- Utilice el diario para respaldar la toma de decisiones informadas sobre el cuidado y la rehabilitación del paciente.
- Proporcione información clara y objetiva para discutir opciones de tratamiento o ajustes en el plan de atención con el equipo médico.

Mantener un diario de actividades y progreso durante el cuidado postoperatorio en el hogar es una herramienta valiosa para registrar y evaluar el camino hacia una recuperación exitosa. Al llevar un registro detallado y sistemático, se puede monitorear el progreso del paciente, identificar patrones o tendencias y tomar decisiones informadas sobre el cuidado y la rehabilitación. Recuerde que la comunicación con el equipo médico es fundamental, y compartir el diario durante las consultas de seguimiento permite una atención más precisa y efectiva.

Directorio de contactos importantes

Un directorio de contactos importantes es una herramienta esencial para el cuidado postoperatorio en el hogar. Proporciona información rápida y fácilmente accesible sobre las personas y los servicios de contacto que pueden ser necesarios durante la recuperación del paciente. A continuación, se detallan algunos contactos importantes que se pueden incluir en el directorio:

- Equipo médico y hospital: Anote los números de teléfono y las direcciones de contacto de los médicos, enfermeros y otros profesionales de la salud involucrados en el cuidado del paciente. Esto puede incluir el cirujano, el médico de cabecera, el especialista y el equipo de enfermería. Asegúrese de tener a mano los números de contacto directo y las horas de atención.

- Servicio de mano los números de teléfono de los servicios de emergencia locales, como el número de emergencia nacional y los servicios de ambulancia. Estos números deben utilizarse en caso de emergencias médicas graves o situaciones urgentes.

- Familiares y amigos de confianza: Anote los nombres y números de teléfono de los familiares, amigos o vecinos de confianza que pueden ser contactados en caso de necesidad. Estas personas pueden brindar apoyo emocional y ayudar con tareas adicionales durante la recuperación. Atención al paciente del hospital: Anote el número de teléfono del servicio de atención al paciente del hospital donde se realizó la cirugía. Este número puede ser útil para obtener información adicional sobre el proceso de recuperación, hacer preguntas o resolver problemas relacionados con la cirugía.

- Farmacia: Incluya el número de teléfono y la ubicación de la farmacia donde se pueden adquirir los medicamentos recetados. Tener esta información a mano facilita la reposición de medicamentos y la resolución de cualquier problema relacionado con las recetas.

- Servicios de cuidado en el hogar: Si se requiere asistencia adicional en el hogar, como servicios de cuidadores o enfermería domiciliaria, incluya los contactos de las agencias de cuidado en el hogar. Tener esta información a mano puede facilitar la organización de cuidados adicionales y la obtención de apoyo profesional.

- Servicios de terapia física o rehabilitación: Si se requiere terapia física o rehabilitación, anote los números de contacto de los proveedores de servicios de terapia física o rehabilitación. Esto incluye fisioterapeutas, terapeutas ocupacionales o cualquier otro profesional de rehabilitación involucrado en el proceso de recuperación.

- Grupos de apoyo o asociaciones de pacientes: En algunos casos, puede ser beneficioso tener a mano los contactos de grupos de apoyo o asociaciones de pacientes relacionadas con la afección médica o el procedimiento quirúrgico específico. Estos grupos pueden brindar información, recursos y apoyo adicional durante el proceso de recuperación.

Recuerde mantener este directorio actualizado y de fácil acceso para todos los miembros del hogar involucrados en el cuidado del paciente. Además, asegúrese de informar a los contactos designados que han sido incluidos en el directorio y proporcione instrucciones claras sobre cuándo y cómo comunicarse con ellos en caso de necesidad.

Guía de ejercicios de terapia física

Una guía de ejercicios de terapia física es una herramienta útil para el cuidado postoperatorio en el hogar. Proporciona instrucciones detalladas sobre los ejercicios recomendados por el terapeuta físico para ayudar en la recuperación y rehabilitación del paciente. A continuación, se detallan algunos elementos clave que se pueden incluir en la guía de ejercicios:

- Descripción de cada ejercicio: Proporcione una descripción clara y concisa de cada ejercicio recomendado. Incluya el nombre del ejercicio y una explicación detallada de cómo se realiza correctamente. También puede ser útil incluir imágenes o ilustraciones para una mejor comprensión visual.

- Instrucciones de técnica: Detalle las instrucciones específicas sobre la técnica correcta para cada ejercicio. Esto incluye la posición del cuerpo, la alineación, la respiración adecuada y cualquier otro detalle importante para garantizar la ejecución correcta del ejercicio.

- Número de repeticiones y series: Especifique el número de repeticiones y series recomendadas para cada ejercicio. Esto ayudará al paciente a seguir un régimen de ejercicios estructurado y establecer metas de progresión gradual.

- Frecuencia de los ejercicios: Indique la frecuencia recomendada para realizar los ejercicios, ya sea diariamente, cada dos días o según lo indique el terapeuta físico. Esto ayudará a establecer una rutina regular de ejercicios y a garantizar una progresión adecuada.

- Advertencias o precauciones: Asegúrese de incluir cualquier advertencia o precaución importante relacionada con los ejercicios. Esto puede incluir limitaciones de movimiento, precauciones en caso de dolor o incomodidad, y cualquier otra consideración especial que deba tenerse en cuenta.

- Progresión gradual: Si se recomienda una progresión gradual en los ejercicios, proporcione pautas claras sobre cómo aumentar la dificultad, la resistencia o el rango de movimiento a medida que el paciente gana fuerza y estabilidad.

- Tiempo de descanso: Indique el tiempo de descanso recomendado entre cada serie o ejercicio. Esto asegurará que el paciente tenga tiempo suficiente para recuperarse y evitará el agotamiento excesivo o la fatiga muscular.

Recuerde que la guía de ejercicios de terapia física debe ser personalizada y adaptada a las necesidades específicas del paciente. Es importante que el paciente siga las instrucciones proporcionadas por el terapeuta físico y consulte con ellos en caso de dudas o inquietudes. El cumplimiento regular de la guía de ejercicios ayudará a promover una recuperación exitosa y una mejora en la funcionalidad del paciente.

Funciones del sistema urinario

El sistema urinario, también conocido como sistema renal, desempeña funciones vitales en el cuerpo humano. Sus principales componentes son los riñones, los uréteres, la vejiga y la uretra. Aquí están las funciones principales del sistema urinario:

Filtración de la sangre: Los riñones filtran la sangre para eliminar productos de desecho y sustancias no deseadas, como el exceso de agua, sales, urea y otros metabólicos.

Regulación del equilibrio hídrico: Los riñones ajustan la cantidad de agua excretada en la orina según las necesidades del cuerpo, ayudando así a mantener un equilibrio hídrico adecuado.

Regulación de electrolitos: Controlan la concentración de iones en la sangre, incluyendo sodio, potasio y calcio. Este equilibrio es esencial para el funcionamiento adecuado de las células y el sistema nervioso.

Regulación de la presión arterial: Los riñones controlan la cantidad de agua y sodio en el cuerpo, lo que afecta directamente la presión arterial. La liberación de la enzima renina ayuda a regular la presión arterial.

Excreción de desechos nitrogenados: Eliminan sustancias nitrogenadas tóxicas, como la urea y la creatinina, que se producen como productos de desecho del metabolismo proteico.

Producción y secreción de eritropoyetina: Los riñones liberan eritropoyetina, una hormona que estimula la producción de glóbulos rojos en la médula ósea.

Metabolismo de la vitamina D: Activan la vitamina D, que es esencial para la absorción de calcio y fósforo en el intestino, y por lo tanto, crucial para la salud ósea.

Almacenamiento temporal de orina: La vejiga almacena temporalmente la orina antes de ser excretada del cuerpo, permitiendo un control voluntario sobre el momento de la micción.

Eliminación de sustancias tóxicas y medicamentos: Los riñones pueden excretar ciertos medicamentos y sustancias tóxicas que pueden ser perjudiciales para el cuerpo.

En resumen, el sistema urinario desempeña un papel esencial en la regulación del equilibrio interno del cuerpo, contribuyendo a mantener la homeostasis y garantizando el funcionamiento adecuado de diversos sistemas y órganos.

¿Qué es la infección del tracto urinario?

La infección del tracto urinario (ITU) es una condición médica que afecta cualquier parte del sistema urinario, que incluye los riñones, los uréteres, la vejiga y la uretra. Sin embargo, la mayoría de las infecciones del tracto urinario involucran las estructuras más bajas, es decir, la vejiga y la uretra. Estas infecciones son más comunes en las mujeres que en los hombres, aunque ambos pueden verse afectados.

La causa más común de las infecciones del tracto urinario es la introducción de bacterias en la uretra y su posterior ascenso hacia la vejiga. Las bacterias más frecuentemente asociadas con las infecciones urinarias son Escherichia coli (E. coli), que normalmente habita en el tracto gastrointestinal.

Los factores que aumentan el riesgo de desarrollar infecciones del tracto urinario incluyen:

Sexo femenino: Las mujeres tienen una uretra más corta que los hombres, lo que facilita el ingreso de bacterias al sistema urinario.

Edad avanzada: A medida que envejecemos, los cambios en el sistema urinario pueden aumentar el riesgo de infecciones.

Obstrucciones urinarias: Cualquier condición que obstruya o bloquee el flujo normal de la orina, como cálculos renales o agrandamiento de la próstata en los hombres, puede aumentar el riesgo.

Catéteres urinarios: El uso de catéteres para drenar la vejiga puede introducir bacterias en el sistema urinario y aumentar el riesgo de infección.

Historia previa de infecciones urinarias: Quienes han tenido infecciones urinarias en el pasado pueden tener un mayor riesgo de desarrollar nuevas infecciones.

Los síntomas típicos de una infección del tracto urinario incluyen:

- Dolor o ardor al orinar (disuria).
- Urgencia urinaria.
- Frecuencia urinaria aumentada.
- Orina turbia o con olor fuerte.
- Dolor en la región inferior del abdomen.

- Sensación de presión en la vejiga.
- En casos más graves, fiebre y malestar general.

El tratamiento generalmente involucra el uso de antibióticos para eliminar la infección. Es importante buscar atención médica si se sospecha una infección del tracto urinario, ya que las infecciones no tratadas pueden extenderse a los riñones y provocar complicaciones más graves. Además, beber abundante agua y mantener una buena higiene personal son prácticas recomendadas para prevenir infecciones urinarias.

Clasificación y Tipos de Infecciones del Tracto Urinario (ITU)

Las infecciones del tracto urinario (ITU) se clasifican en función de su ubicación y otros factores, siendo importante comprender las distintas categorías para ofrecer el cuidado adecuado. Aquí se describen las principales clasificaciones:

ITU Más Bajas:

- *Cistitis Bacteriana:* Comúnmente conocida como infección de la vejiga, afecta principalmente a la vejiga y provoca síntomas como urgencia y dolor al orinar.
- *Prostatitis:* Una infección de la próstata que puede afectar a hombres, provocando dolor en la región pélvica y trastornos urinarios.
- *Uretritis:* Inflamación de la uretra, que es más frecuente en hombres y puede causar molestias al orinar.

ITU Superiores:

- *Pielonefritis Aguda y Crónica:* Afecta los riñones y puede ser aguda (de inicio repentino) o crónica (persistente a largo plazo).
- *Nefritis Intersticial y Nefritis Renal:* Infecciones menos comunes que afectan los tejidos renales.

ITU Inferiores o Superiores No Complicadas:

- La mayoría de las ITU no complicadas se adquieren fuera del entorno hospitalario y son comunes en mujeres jóvenes. Suelen ser casos aislados y no recurrentes.

ITU Inferiores o Superiores Complicadas:

- Las ITU complicadas se dan en personas con anomalías urológicas o que han tenido recientemente cateterismo.
- Estas infecciones, a menudo, están vinculadas a hospitalizaciones y requieren un enfoque de cuidado más especializado.

Consejos para Cuidadores:

- **Observación Continua:** Esté atento a signos de incomodidad al orinar, cambios en el patrón urinario y fiebre.
- **Promoción de la Higiene:** Fomente prácticas de higiene adecuadas para prevenir la propagación de bacterias.
- **Monitoreo en Casos Complicados:** En situaciones de ITU complicadas, observe de cerca cualquier cambio en el estado del paciente y comunique rápidamente a profesionales de la salud.

El conocimiento de estas clasificaciones permite a los cuidadores brindar el apoyo necesario y colaborar eficazmente con el personal médico para garantizar el bienestar de aquellos bajo su cuidado.

Fisiopatología de las Infecciones del Tracto Urinario (ITU)

Las infecciones del tracto urinario (ITU) se desarrollan a través de varios pasos, comprendiendo el acceso de bacterias al sistema y su posterior colonización. Es crucial entender estos procesos para brindar un cuidado efectivo. Aquí se presenta una explicación adaptada:

Proceso de Infección:

- **Acceso:** La infección comienza cuando las bacterias entran al tracto urinario. Es vital prevenir la entrada de bacterias mediante prácticas de higiene adecuadas.

- **Archivo Adjunto:** Una vez dentro, las bacterias se adhieren al revestimiento del tracto urinario, colonizándolo. Esto dificulta su eliminación con la micción.

- **Evasión:** Las bacterias evaden los mecanismos de defensa del cuerpo, complicando la respuesta del huésped. Aquí radica la importancia de fortalecer las defensas naturales.

- **Inflamación:** Como respuesta a las bacterias, se desencadena la inflamación y se manifiestan otros signos de infección. Identificar estos signos tempranamente es crucial para el cuidado efectivo.

Estadísticas y Epidemiología:

- La ITU es la segunda infección más común en el cuerpo.
- Afecta a jóvenes y ancianos en todo el mundo.
- Más del 40% de las infecciones hospitalarias ocurren en el tracto urinario.
- Las mujeres, en particular, experimentan ITU; una de cada cinco mujeres en EE. UU. desarrollará ITU en su vida.

Causas Comunes:

- Incapacidad para vaciar la vejiga por completo.
- Procedimientos invasivos como cateterismo.
- Obstrucción del flujo urinario.
- Disminución de las defensas naturales del cuerpo.

Manifestaciones Clínicas:

- Ardor al orinar.
- Aumento en la frecuencia urinaria.
- Nicturia (despertar durante la noche para orinar).
- Dolor suprapúbico o pélvico.

- Urgencia para orinar.

Consejos para Cuidadores:

- Fomentar prácticas de higiene rigurosas.
- Monitorear signos y síntomas de ITU.
- Comunicar cualquier cambio al personal médico.
- Promover la ingesta adecuada de líquidos.

Entender la fisiopatología y las manifestaciones clínicas permite a los cuidadores brindar un cuidado preventivo y reactivo para asegurar el bienestar de quienes están bajo su cuidado prolongado.

Prevención de Infecciones del Tracto Urinario (ITU):

Afortunadamente, las infecciones del tracto urinario (ITU) son prevenibles y requieren un enfoque centrado en las prácticas higiénicas. Aquí presentamos recomendaciones adaptadas para cuidadores y entornos de cuido prolongado:

Prácticas Higiénicas:

Evite las Bañeras: Opte por ducharse en lugar de bañarse en tina, ya que las bacterias presentes en el agua del baño pueden ingresar a la uretra.

Higiene Perineal: Después de cada evacuación, limpie el área perineal y el meato uretral de adelante hacia atrás para reducir las concentraciones de patógenos en la abertura de la uretra.

Aumento de la Ingesta de Líquidos: Beba cantidades generosas de líquidos diariamente para ayudar a eliminar las bacterias del sistema urinario.

Evite Irritantes del Tracto Urinario: Reduzca el consumo de bebidas como café, té, refrescos de cola y alcohol, ya que contribuyen a las ITU.

Hábito Miccional: Establezca un hábito de orinar al menos cada 2 a 3 horas durante el día, asegurándose de vaciar completamente la vejiga.

Medicamentos: Administre los medicamentos exactamente según lo recetado, siguiendo las indicaciones médicas al pie de la letra.

Complicaciones Potenciales: El reconocimiento temprano y el tratamiento oportuno son cruciales para prevenir complicaciones, que pueden incluir:

- **Insuficiencia Renal:** Las ITU no tratadas pueden extenderse y convertirse en la causa de insuficiencia renal.
- **Urosepsis:** La bacteria puede provocar sepsis al invadir el sistema urinario.

Evaluación y Diagnóstico:

- **Cultivos de Orina:** Identifican el organismo presente y son la prueba diagnóstica definitiva.
- **Pruebas de ETS:** Pueden realizarse para descartar infecciones transmitidas sexualmente.
- **Tomografía Computarizada:** Detecta complicaciones como pielonefritis o abscesos.
- **Ultrasonografía:** Sensible para identificar obstrucciones, tumores y quistes.

Manejo Médico:

- **Tratamiento Farmacológico Agudo:** Se utiliza un agente antibacteriano que erradique las bacterias del tracto urinario con efectos mínimos sobre la flora fecal y vaginal.
- **Terapia Farmacológica a Largo Plazo:** Pacientes con recurrencia pueden iniciar tratamiento por sí mismos al presentar síntomas y comunicarse con el médico si persisten.

Rol del Cuidador: El cuidado se centra en tratar la infección y prevenir recurrencias. Esto implica administrar medicamentos, monitorear signos de infección y fomentar prácticas higiénicas efectivas. Comunicar cualquier cambio al personal médico garantiza una atención integral y preventiva

Eliminación y Retención Urinaria

La gestión efectiva de la eliminación urinaria es esencial para la salud y el bienestar de quienes cuidamos. Aquí tienes información clave y consejos prácticos para cuidadores y hogares de cuido prolongado:

Eliminación Urinaria: Importancia y Prácticas Saludables

Frecuencia Urinaria Normal:

- Las personas tienden a orinar de 4 a 8 veces al día. Sin embargo, esto puede variar según la edad, la ingesta de líquidos y las condiciones médicas.

Hidratación Adecuada:

- Fomenta una ingesta de líquidos equilibrada para mantener una buena salud renal y evitar la deshidratación. Consulta con el profesional de la salud sobre la cantidad adecuada de líquidos para la persona bajo tu cuidado.

Hábitos Miccionales:

- Establece un horario regular para ir al baño. Asegúrate de que la persona vacíe completamente la vejiga en cada ocasión.

Promover la Movilidad:

- La movilidad activa contribuye a una eliminación urinaria más efectiva. Incentiva la actividad física según las capacidades y limitaciones de la persona.

Higiene Perineal:

- Después de cada evacuación, realiza una limpieza adecuada del área perineal para prevenir infecciones urinarias.

Retención Urinaria: Causas y Estrategias de Manejo

Causas Comunes de Retención:

- La retención urinaria puede deberse a obstrucciones, debilidad muscular, efectos secundarios de medicamentos o condiciones médicas como la próstata agrandada.

Síntomas a Observar:

- Estar atento a signos de retención como dolor al orinar, incapacidad para iniciar la micción, o la sensación de no vaciar completamente la vejiga.

Incentivar la Micción Regular:

- Establece intervalos regulares para ir al baño, incluso si la persona no siente la necesidad. Esto ayuda a prevenir la acumulación excesiva de orina.

Movilizaciones y Ejercicios Pélvicos:

- Practica ejercicios suaves para fortalecer los músculos pélvicos, lo cual puede ayudar en casos de debilidad muscular.

Consulta Médica:

- Siempre comunica cualquier cambio en los hábitos urinarios al profesional de la salud. Puede ser necesario ajustar medicamentos o explorar tratamientos específicos.

Manejo de Dispositivos de Eliminación:

Uso de Orinales o Cuñas:

- Facilita el acceso al baño, especialmente durante la noche. Asegúrate de que estén limpios y accesibles.

Catéteres Urinarios:

- Si se utiliza un catéter, sigue las indicaciones del personal médico para el cuidado adecuado y evita infecciones.

Productos Absorbentes:

- Utiliza productos absorbentes según las necesidades, y asegúrate de cambiarlos regularmente para mantener la piel seca.

Monitoreo de Síntomas:

- Observa cualquier signo de incomodidad, irritación o enrojecimiento en el área genital y comunica estos cambios al equipo médico.

Conclusiones y Apoyo Continuo

La eliminación urinaria y la gestión de la retención son aspectos cruciales del cuidado diario. Proporciona un entorno de apoyo, comunica efectivamente con el personal médico y adapta las prácticas según las necesidades específicas de la persona bajo tu cuidado. La colaboración con profesionales de la salud es fundamental para garantizar un manejo efectivo y compasivo.

Incapacidad para orinar debida a la hospitalización

Prevención de la retención urinaria en el hospital

Los pacientes ingresados en el hospital pueden tener dificultad para vaciar su vejiga por completo o pueden ser totalmente incapaces de orinar. Este problema, denominado retención urinaria, puede ocurrir porque los pacientes

- Sufren dolor postoperatorio
- Están tomando fármacos que causan retención urinaria
- Deben permanecer en cama durante largo tiempo (reposo en cama).

La retención urinaria es más frecuente entre los hombres mayores de 50 años debido a que el aumento del volumen de la próstata (hiperplasia prostática benigna), que interfiere con la micción, es más común a medida que se envejece, especialmente después de los 50 años.

La retención urinaria puede aumentar el riesgo de desarrollar una infección del tracto urinario y puede causar problemas en los riñones.

El personal del hospital trata de identificar a los sujetos que están en riesgo de desarrollar una retención urinaria, para poder tomar medidas para prevenirla. En general, el riesgo es mayor en personas de edad avanzada y en pacientes que tienen o han tenido ciertos trastornos, incluyendo un aumento de volumen de la próstata, incontinencia urinaria, estreñimiento grave o trastornos que afectan a los nervios implicados en la micción (como un accidente cerebrovascular, una lesión de la médula espinal o un tumor).

Si la retención urinaria es un riesgo, el personal del hospital pueden hacer lo siguiente:

- Establecer un horario para orinar; un miembro del personal acude cada pocas horas para recordar al paciente que tiene que orinar
- Proporcionar la ayuda necesaria para que el paciente llegue al baño y/o proporcionarle una "botella" o una cuña
- Realizar pruebas (como la ecografía de la vejiga) para determinar si el paciente tiene una retención urinaria
- Revisar la pauta de tratamiento farmacológico para descartar que algún fármaco pueda estar provocando la retención urinaria o contribuyendo a su aparición.
- Animar a la persona a levantarse de la cama y caminar tanto como sea posible

Para evitar la retención urinaria, el paciente debe ir al baño cuando sienta la necesidad de orinar. Al orinar, debe tener tiempo suficiente para vaciar su vejiga por completo.

Si el paciente no puede orinar o retiene gran cantidad de orina, un miembro del personal del hospital puede introducir un tubo flexible (sonda) a través de la uretra hasta la vejiga para drenar la orina. Dado que dicho catéter puede aumentar el riesgo de sufrir una infección urinaria, se retira tan pronto como sea posible. Si el problema persiste, el paciente puede ser dado de alta del hospital con la sonda aún en la vejiga, con una cita programada con un urólogo para evaluación y tratamiento.

Atención hospitalaria en los ancianos

Atención Geriátrica en el Departamento de Emergencias: Desafíos y Estrategias

Los hospitales desempeñan un papel crucial en la atención médica de emergencia, ofreciendo desde pruebas diagnósticas hasta cirugía, ya sea con o sin hospitalización. Los adultos mayores son usuarios frecuentes de estos servicios, presentando tasas de ingreso más altas, estancias hospitalarias prolongadas y mayor utilización de recursos. Aquí se abordan aspectos clave, desde la atención en el departamento de emergencias hasta la planificación del alta.

Atención en el Departamento de Urgencias: Cambios y Desafíos

En el año 2015, alrededor de 57,000 adultos mayores de 65 años buscaron atención en el departamento de emergencias, con un 33.6% de hospitalización, mostrando una disminución del 20% desde 2006. La enfermedad crónica y la necesidad de nuevos medicamentos son factores que contribuyen a este aumento en las visitas. Sin embargo, la implementación de salas de urgencias geriátricas ha demostrado reducir las hospitalizaciones.

A pesar de estos avances, la evaluación de adultos mayores en el departamento de emergencias sigue siendo desafiante. La falta de adaptaciones para ellos, como habitaciones especiales y personal capacitado, agrega estrés adicional. Algunos hospitales están respondiendo con salas geriátricas dedicadas, equipadas con camillas especializadas y un entorno diseñado para mejorar la experiencia.

Evaluación Diferenciada para Adultos Mayores: Factores Clave

La evaluación de adultos mayores tiende a ser más extensa debido a la falta de signos evidentes de enfermedad. Problemas como el compromiso cognitivo, efectos adversos de medicamentos y condiciones sociales pueden afectar la presentación de la enfermedad. Las pruebas diagnósticas y la evaluación cognitiva son herramientas esenciales para garantizar un diagnóstico preciso.

Comunicación Efectiva para Mejorar Resultados

La comunicación clara entre los profesionales de la salud, pacientes, cuidadores y médicos de atención primaria es fundamental. Las instrucciones previas del paciente deben transmitirse de manera rápida y precisa. La información proporcionada por el médico personal del paciente facilita la planificación y tratamiento en el departamento de emergencias.

Planificación del Alta Hospitalaria: Desafíos y Consideraciones Especiales

La planificación del alta para adultos mayores presenta complejidades adicionales. Lesiones aparentemente simples pueden afectar significativamente la funcionalidad, requiriendo una evaluación exhaustiva del estado funcional, estrategias para abordar problemas identificados y la capacidad del paciente para manejar medicamentos.

La atención integral del paciente anciano en el departamento de emergencias es un esfuerzo colaborativo que involucra a profesionales de diversas disciplinas. La coordinación entre enfermeros, asistentes sociales y médicos de atención primaria es esencial para garantizar la atención óptima y una transición exitosa desde el departamento de emergencias hasta el alta hospitalaria.

Hospitalización de Adultos Mayores: Desafíos y Estrategias para Mejorar Resultados

La hospitalización de adultos mayores, que constituye casi la mitad de los pacientes hospitalizados, plantea desafíos únicos y requiere estrategias específicas para optimizar los resultados. A medida que la población envejece, se espera que esta proporción aumente, generando un impacto significativo en los costos de atención médica.

Riesgos Asociados a la Hospitalización de Adultos Mayores:

La hospitalización puede agravar los cambios fisiológicos relacionados con la edad y aumentar la morbilidad. La exposición a riesgos como el aislamiento, la inmovilidad, pruebas de diagnóstico y microorganismos infecciosos puede afectar negativamente a los pacientes mayores. La necesidad de modificar el tratamiento farmacológico y la posibilidad de falta de comunicación sobre estos cambios aumentan el riesgo de efectos adversos.

Impacto de la Edad en la Evolución del Paciente Hospitalizado:

A medida que avanza la edad, la evolución del paciente hospitalizado tiende a empeorar, aunque la edad fisiológica es más relevante que la cronológica para predecir los resultados. La realización de procedimientos electivos muestra resultados más favorables en comparación con la hospitalización por enfermedades graves.

Cambios Funcionales Post-Hospitalización:

Alrededor del 75% de los pacientes mayores de 75 años, inicialmente independientes, experimentan una pérdida de independencia al ser dados de alta, y el 15% se traslada a instituciones especializadas. La tendencia hacia hospitalizaciones breves seguidas de atención subaguda y rehabilitación puede contribuir a estos porcentajes. Sin embargo, incluso con trastornos tratables, algunos pacientes no recuperan completamente su función inicial.

Estrategias para Mejorar Resultados:

Equipo Geriátrico Interdisciplinario: Identificación y abordaje de las complejas necesidades de los ancianos para prevenir problemas durante la hospitalización.

Enfermero de Atención Primaria: Supervisión continua y ejecución del plan terapéutico, educación al paciente y familia, y colaboración con el equipo médico.

Cambios Ambientales Hospitalarios: Modificaciones implementadas por enfermeros para optimizar la ubicación de pacientes complejos y mejorar su entorno.

Programas de Habitación Compartida con Familiares: Proporcionar atención personalizada, aliviar al personal, reducir la ansiedad del paciente y permitir la participación activa de la familia.

Comunicación Efectiva entre Profesionales: Prevenir errores y duplicaciones en pruebas y tratamientos mediante sistemas de comunicación eficaces.

Documentación Farmacológica Detallada: Registrar indicaciones de nuevos medicamentos, mantener un listado diario y prevenir el uso innecesario o interacciones.

Instrucciones por Adelantado: Documentar las decisiones del paciente sobre la toma de decisiones relacionadas con la salud.

Movilización Temprana y Actividad Funcional: Colaboración con fisioterapeutas para crear planes integrados y enfocarse en la movilidad y entrenamiento de fuerza.

Planificación del Alta: Garantizar una transición adecuada a la atención post-hospitalaria.

Unidades de Atención Aguda del Anciano: Ofrecer atención eficaz con estrategias específicas para adultos mayores.

Estas estrategias buscan minimizar el deterioro funcional y mejorar la atención de los pacientes mayores, promoviendo una atención centrada en el paciente y facilitando una transición exitosa desde la hospitalización hasta la atención continua.

Efectos Adversos de los Fármacos en Adultos Mayores: Desafíos y Estrategias de Prevención

Las tasas de hospitalización debido a efectos adversos de los fármacos son significativamente más altas en adultos mayores (aproximadamente 17%) en comparación con pacientes más jóvenes (4%). Las causas subyacentes de estos efectos incluyen:

- **Polimedicación:** La prescripción de múltiples medicamentos.

- **Cambios Relacionados con la Edad en Farmacocinética y Farmacodinámica:** Variaciones en la absorción, distribución, metabolismo y eliminación de los fármacos.

- **Cambios en la Medicación durante la Hospitalización:** Alteraciones intencionales o no intencionales de la medicación durante la estadía hospitalaria.

- **Enfermedades Comórbidas:** Condiciones médicas que requieren el uso de varios medicamentos.

Prevención de Efectos Adversos:

Mantener un registro actualizado de los fármacos recetados y administrados es crucial para prevenir interacciones y efectos adversos. Dada la variabilidad en la respuesta a los medicamentos, se deben implementar las siguientes acciones:

- **Titulación Cuidadosa de Dosis:** Ajustar las dosis de manera precisa.
- **Cálculo de Depuración de Creatinina:** Para fármacos excretados renalmente, adaptar las dosis según la función renal.
- **Monitoreo de Concentraciones Séricas:** Evaluar niveles sanguíneos de fármacos para garantizar efectividad y seguridad.
- **Observación de Respuestas del Paciente:** Estar atentos a las reacciones individuales.

Algunos fármacos deben evitarse en adultos mayores, y la revisión regular de la medicación es esencial para reducir riesgos.

Reposo en Cama y Desacondicionamiento:

El reposo en cama prolongado, común en la hospitalización, conlleva riesgos importantes:

- **Pérdida de Fuerza Muscular:** Aumenta el riesgo de caídas (5% de reducción por día).
- **Acortamiento Muscular:** Puede causar contracturas y limitar el movimiento.
- **Disminución de la Capacidad Aeróbica:** Conduce a una reducción significativa del consumo máximo de oxígeno.
- **Pérdida Ósea Acelerada:** Aumenta el riesgo de desmineralización y trombosis venosa profunda.

Incluso días de reposo en cama puede revertir la capacidad funcional, requiriendo intervenciones complejas y costosas.

Prevención del Reposo en Cama:

Se debe alentar la actividad, especialmente la caminata, salvo contraindicaciones específicas. Terapeutas y personal médico deben facilitar la movilización y la rehabilitación cuando sea necesario.

Riesgo de Caídas en Adultos Mayores:

Cambios relacionados con la edad y factores hospitalarios aumentan el riesgo de caídas, que son comunes en el baño y al levantarse de camas y sillas hospitalarias.

Prevención de Caídas:

- **Colocación de Camas:** A nivel más bajo con acolchado a los lados para pacientes con riesgo.

- **Retiro o Bajada de Barandas:** A menos que el paciente esté en riesgo de caer.

- **Identificación y Modificación de Factores de Riesgo:** Evitar el uso de barreras innecesarias y controlar rigurosamente a los pacientes de alto riesgo.

- **Monitoreo y Acciones Preventivas:** Incluyendo la colocación de almohadas cerca de la cama y mantener espacios libres para la movilidad segura.

Estas estrategias integrales buscan minimizar los riesgos asociados con la medicación, el reposo en cama y las caídas, asegurando una atención segura y centrada en el paciente.

Manejo Integral de Problemas Geriátricos durante la Hospitalización

Incontinencia:

La incontinencia urinaria o fecal afecta a más del 40% de los pacientes hospitalizados mayores de 65 años, a menudo manifestándose en el primer día de internación. Factores contribuyentes incluyen:

- **Entorno Desconocido:** El paciente puede no estar familiarizado con las instalaciones hospitalarias.

- **Acceso Limitado al Baño:** Dificultades para llegar al baño a tiempo debido a la distancia o a impedimentos físicos.

- **Enfermedades que Afectan la Deambulación:** Problemas de movilidad que dificultan el desplazamiento al baño.

- **Elementos Incomodos en la Cama:** Camas demasiado altas o con barandas pueden complicar el acceso al baño.

- **Presencia de Equipos Molestos:** Intravenosas, tubos, monitores y catéteres que pueden dificultar la movilidad.

- **Efectos de Psicotrópicos:** Fármacos que afectan la percepción de la necesidad de orinar.

La intervención oportuna y el tratamiento adecuado pueden restablecer la continencia en muchos casos.

Cambios en el Estado Mental:

Los pacientes geriátricos pueden experimentar confusión debido a demencia, delirio, depresión o combinación de estos factores. La confusión puede ser exacerbada por el entorno hospitalario y procedimientos médicos. Estrategias para prevenir cambios en el estado mental incluyen:

- **Facilitar el Uso de Gafas y Audífonos:** Solicitar a los familiares que proporcionen estos elementos.

- **Orientación en la Habitación:** Colocar relojes, calendarios y fotos familiares para mantener la orientación.

- **Iluminación Adecuada:** Ambiente bien iluminado para reconocimiento fácil.

- **Comunicación Clara:** Explicar procedimientos y presentarse al paciente en cada interacción.

- **Evitar Barreras Físicas:** Estas pueden aumentar la agitación en pacientes confusos.

Lesiones por Presión:

Las lesiones de decúbito son comunes en pacientes mayores hospitalizados debido a cambios en la piel relacionados con la edad. Medidas preventivas incluyen:

- **Evaluación de Riesgos:** Utilizar escalas de evaluación como la Escala de Braden.

- **Cuidados Diarios:** Revisar y aplicar medidas preventivas a diario.

- **Minimizar Factores de Riesgo:** Evitar prolongados períodos de inmovilización.

Desnutrición:

Los pacientes mayores hospitalizados son propensos a la desnutrición debido a diversas razones:

- **Horarios Rigurosos y Cambios en el Ambiente:** Pueden afectar la ingesta nutricional.

- **Comida Hospitalaria:** Percibida como menos apetitosa y diferente a la dieta habitual.

- **Dificultades en la Alimentación:** Problemas para comer en la cama o con prótesis dentales.

- **Ayuda en la Alimentación:** Necesidad de asistencia puede retrasar la comida y afectar la temperatura y el sabor de la misma.

La identificación temprana de trastornos nutricionales y la implementación de intervenciones adecuadas, como monitorización diaria, adaptación de dietas y estímulo a la ingesta, son fundamentales para prevenir la desnutrición.

Estas estrategias integralmente aplicadas buscan mejorar la calidad de atención y la experiencia del paciente geriátrico durante la hospitalización.

La empatía es la intención de comprender el estado emocional del otro, es la experiencia de entender la condición de la otra persona desde su perspectiva, lo cual implica ponerse en su piel, sentir de verdad lo que el otro está experimentando, sobre todo, cuando está pasando por un mal momento (Sanarai, 2022).

El aspecto más importante de la empatía es poder entender a las personas mayores desde su punto de vista, sin interponer la opinión personal. Es necesario que el profesional que trate con personas adultas pueda experimentar y compartir simpatía por sus sentimientos y percepciones (Isesintituto, 2021)

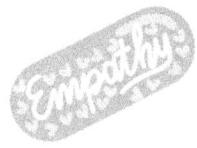

Como trabajar por servicios profesionales

La necesidad de profesionalización en el cuidado y la enfermería a domicilio subraya un cambio fundamental en cómo se percibe y valora el cuidado de la salud personalizado en la sociedad actual. A medida que la población envejece y las preferencias hacia el cuidado en el hogar sobre el institucional se hacen más fuertes, la demanda de cuidadores y enfermeros altamente calificados y profesionalmente comprometidos nunca ha sido más crítica. Este enfoque profesional no solo mejora directamente la calidad de vida de aquellos a quienes se cuida, sino que también eleva la estándar del cuidado domiciliario como una carrera respetada y esencial.

Al adoptar un enfoque profesional, cuidadores y enfermeros se equipan con las herramientas, conocimientos y comportamientos éticos necesarios para enfrentar los desafíos únicos del cuidado en el hogar. Esto incluye una comprensión profunda de las necesidades individuales de cada paciente, la habilidad para adaptarse a diferentes entornos domésticos y la capacidad para gestionar situaciones complejas de cuidado con sensibilidad y competencia. Además, trabajar bajo una estructura de servicios profesionales no solo permite a estos cuidadores brindar un nivel de servicio excepcional, sino que también les brinda una plataforma para el desarrollo de su carrera, ofreciendo oportunidades para especializarse, avanzar y obtener reconocimiento por su trabajo esencial.

Asimismo, esta guía explora las ventajas inherentes de trabajar por servicios profesionales, tales como mayor autonomía, flexibilidad en la elección de asignaciones y la posibilidad de establecer una relación más directa y personal con los pacientes y sus familias. Al mismo tiempo, se abordan los desafíos que este camino puede presentar, como la necesidad de auto-motivación, la gestión de los propios horarios y la importancia crítica del cuidado personal y el manejo del estrés. En resumen, la profesionalización en el ámbito del cuidado y la enfermería a domicilio no solo es una respuesta a la creciente demanda de servicios de cuidado personalizado, sino también una oportunidad para aquellos en el campo de marcar una diferencia significativa en las vidas de las personas, mientras construyen una carrera gratificante y respetada. Esta introducción sienta las bases para una discusión más profunda sobre cómo navegar y prosperar en esta noble profesión.

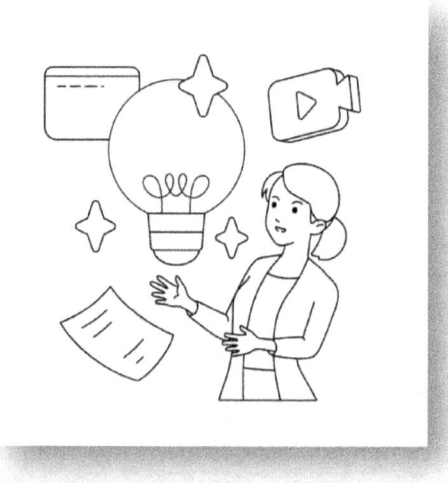

Importancia de la Profesionalización en el Cuidado y la Enfermería a Domicilio

Al leer este guía – tome lo que le aplique a usted como trabajador, emprendedor o profesional

Calidad del Servicio

La calidad del servicio en el ámbito del cuidado y la enfermería a domicilio es un factor determinante en la efectividad del tratamiento y el bienestar general del paciente. La profesionalización juega un papel crucial en asegurar que los cuidadores y enfermeros no solo estén debidamente capacitados y posean las calificaciones necesarias, sino que también se comprometan con los estándares más altos de práctica en su trabajo diario.

- **Capacitación y Calificaciones**

  La capacitación formal y las calificaciones aseguran que los profesionales del cuidado y la enfermería posean un conocimiento profundo de las técnicas médicas y de cuidado necesarias para atender a sus pacientes. Esto incluye desde procedimientos básicos de cuidado personal hasta técnicas más especializadas de manejo del dolor, cuidados paliativos y administración de medicamentos. La educación continua, además, permite a estos profesionales mantenerse al día con los avances en el campo médico y las mejores prácticas en cuidado a domicilio.

- **Seguridad y Eficacia**

  Al estar bien capacitados, los cuidadores y enfermeros pueden identificar y responder adecuadamente a las necesidades de salud y bienestar de los pacientes, minimizando los riesgos y mejorando los resultados del cuidado. La formación profesional incluye un fuerte énfasis en la seguridad del paciente, incluyendo la prevención de infecciones, el manejo seguro de equipos y la correcta administración de tratamientos. Esto asegura que el cuidado proporcionado no solo sea efectivo sino también seguro para el paciente.

- **Empatía y Comprensión**

La profesionalización también abarca el desarrollo de habilidades interpersonales y empáticas, esenciales para el cuidado a domicilio. La capacidad de comunicarse efectivamente con los pacientes y sus familias, comprender sus experiencias y mostrar compasión, son aspectos fundamentales de un servicio de alta calidad. Estas habilidades permiten a los cuidadores y enfermeros ofrecer un apoyo más personalizado y adaptado a las necesidades emocionales y psicológicas de cada individuo.

- **Responsabilidad Profesional**

Adherirse a un código ético profesional asegura que todos los cuidadores y enfermeros traten a los pacientes con dignidad, respeto y sin discriminación. La profesionalización fomenta una cultura de responsabilidad, donde los cuidadores y enfermeros son conscientes de la importancia de su rol y se esfuerzan constantemente por ofrecer el mejor cuidado posible. En resumen, la profesionalización en el cuidado y la enfermería a domicilio es fundamental para garantizar la calidad del servicio. A través de una capacitación adecuada, la adhesión a estándares éticos y el compromiso con la mejora continua, los cuidadores y enfermeros profesionales pueden satisfacer las necesidades de salud y bienestar de sus pacientes de manera efectiva, segura y compasiva.

- **Confianza del Cliente**

La confianza del cliente es un pilar fundamental en la relación entre cuidadores, enfermeros independientes y las familias de los pacientes. En el contexto del cuidado a domicilio, donde los profesionales trabajan en el espacio personal e íntimo del hogar, la importancia de esta confianza se magnifica. La profesionalización de los cuidadores y enfermeros juega un papel crucial en la construcción y mantenimiento de esa confianza por varias razones clave:

- **Compromiso con la Excelencia**

La profesionalización implica un compromiso continuo con la excelencia en todos los aspectos del cuidado. Esto incluye no solo la competencia técnica y el conocimiento médico, sino también la calidad del trato humano y la atención personalizada. Cuando los clientes y sus familias observan este nivel de dedicación y profesionalismo, es más probable que confíen en que sus seres queridos están en buenas manos.

- **Adherencia a Códigos Éticos**

    Los cuidadores y enfermeros profesionales están obligados a seguir códigos éticos y estándares de práctica establecidos por las instituciones y asociaciones profesionales. Esto asegura que todas las interacciones y tratamientos se realicen con integridad, respeto y confidencialidad. La transparencia en la práctica profesional, incluido el manejo de cualquier incidente o desafío, refuerza la confianza al demostrar honestidad y responsabilidad.

- **Capacitación y Certificaciones**

    La obtención de certificaciones relevantes y la participación en programas de educación continua son indicativas de un profesional serio y dedicado. Estos logros no solo mejoran las habilidades y el conocimiento del cuidador o enfermero, sino que también sirven como una señal tangible para las familias de que el profesional se compromete a mantenerse al día con las mejores prácticas en el cuidado de la salud.

- **Comunicación Efectiva**

    La capacidad de comunicarse de manera clara, abierta y compasiva es esencial para desarrollar una relación de confianza. Los profesionales que escuchan activamente, abordan las preocupaciones y adaptan sus enfoques de cuidado a las necesidades específicas de cada paciente y su familia demuestran un nivel de cuidado y atención que fomenta la confianza.

- **Resultados Positivos**

Finalmente, la prueba de una profesionalización efectiva se ve en los resultados positivos para el paciente, desde mejoras en su salud y bienestar hasta la satisfacción general con el servicio recibido. Los profesionales que pueden demostrar un impacto positivo tangible en la vida de sus pacientes a través de un cuidado competente y compasivo son más propensos a ganarse y mantener la confianza de los clientes y sus familias. En conclusión, la confianza del cliente se cultiva a través de un compromiso inquebrantable con la profesionalización. Al demostrar excelencia, adherirse a códigos éticos, mantener la competencia a través de la capacitación continua, comunicarse efectivamente y lograr resultados positivos, los cuidadores y enfermeros independientes pueden establecer relaciones de confianza duraderas con los clientes y sus familias, lo cual es esencial para el éxito y la satisfacción en el campo del cuidado a domicilio.

- **Mejores Prácticas**

    La adopción de mejores prácticas en el cuidado a domicilio es un elemento esencial para garantizar la entrega de servicios de alta calidad, seguros y eficaces. Un enfoque profesional hacia el cuidado implica una dedicación continua a la excelencia, la actualización constante en técnicas y conocimientos, y una rigurosa adherencia a las regulaciones de salud y seguridad.

- **Uso de Técnicas Actualizadas**

    Los avances en la medicina y en las ciencias del cuidado están en constante evolución, lo que significa que las técnicas y métodos que se consideraban efectivos hace unos años pueden haber sido superados por nuevas prácticas basadas en evidencia más reciente. Los profesionales dedicados a la mejora continua se mantienen al tanto de estos avances a través de la educación continua y la capacitación, asegurando que los cuidados que proporcionan reflejen las técnicas más avanzadas y efectivas disponibles.

    Ejemplo: En el manejo de úlceras por presión, el uso de apósitos modernos que promueven un ambiente húmedo de curación puede acelerar la recuperación, una práctica basada en investigaciones recientes sobre la cicatrización de heridas.

- **Aplicación de Conocimientos Especializados**

    Cada paciente es único, con sus propios desafíos y necesidades de cuidado. La profesionalización en el cuidado a domicilio incluye la capacidad de aplicar conocimientos especializados de manera que se adapten a las circunstancias individuales del paciente. Esto puede involucrar ajustar planes de cuidado, modificar técnicas y usar estrategias específicas diseñadas para abordar condiciones particulares.

    Ejemplo: Para un paciente con demencia, aplicar técnicas especializadas de comunicación y manejo del comportamiento puede mejorar significativamente su calidad de vida y la de sus cuidadores familiares.

- **Cumplimiento de las Regulaciones de Salud y Seguridad**
    Las regulaciones de salud y seguridad están diseñadas para proteger tanto a los pacientes como a los profesionales del cuidado. Cumplir con estas regulaciones no solo es una obligación legal, sino también una mejor práctica que asegura un entorno de cuidado seguro. Los profesionales del cuidado a domicilio deben estar familiarizados con estas regulaciones y cómo aplicarlas en el contexto del hogar del paciente.

    Ejemplo: El correcto almacenamiento y manejo de medicamentos en el domicilio del paciente es fundamental para evitar errores de medicación y garantizar la seguridad del paciente.

- **Fomento de la Ética y la Empatía**

    Además de las habilidades técnicas, las mejores prácticas en el cuidado a domicilio también enfatizan la importancia de la ética profesional y la empatía. Tratar a los pacientes con dignidad, respeto y compasión no solo es una cuestión de ética profesional, sino que también contribuye a la efectividad del cuidado.

    Ejemplo: Respetar la autonomía de los pacientes mayores, involucrándolos en las decisiones sobre su cuidado tanto como sea posible, fomenta un sentido de agencia y bienestar.

En resumen, el enfoque profesional hacia el cuidado a domicilio y la adopción de mejores prácticas garantizan que los cuidadores y enfermeros no solo estén técnicamente preparados para enfrentar los desafíos del cuidado, sino que también estén comprometidos con proporcionar un servicio que es seguro, respetuoso y profundamente humano. Este compromiso con la calidad y la mejora continua es lo que define a los verdaderos profesionales en el campo del cuidado de la salud en el hogar.

- **Desarrollo Continuo**

El desarrollo continuo es una piedra angular de la profesionalización en cualquier campo, especialmente en el dinámico sector de la salud. En el contexto del cuidado y la enfermería a domicilio, el compromiso con el aprendizaje y el desarrollo continuos asegura que los profesionales no solo se mantengan al día con los avances científicos y tecnológicos, sino que también refinen y expandan sus habilidades para ofrecer la mejor atención posible a sus pacientes.

- **Mantenimiento de Competencias Actuales**

El campo de la salud está en constante evolución, con investigaciones que regularmente introducen nuevas técnicas de cuidado, tratamientos, y tecnologías médicas. Participar en el desarrollo profesional continuo permite a los cuidadores y enfermeros integrar estos avances en su práctica, asegurando que el cuidado que proporcionan sea basado en la evidencia más reciente y efectiva.

Ejemplo: Los avances en la telesalud han permitido a los enfermeros monitorizar y asesorar a los pacientes de manera remota, una competencia cada vez más esencial en el cuidado a domicilio.

- **Adaptación a Cambios Normativos y Legales**

Las regulaciones en el cuidado de la salud también cambian con frecuencia, reflejando nuevos entendimientos éticos y prácticas seguras. El desarrollo profesional continuo incluye mantenerse informado sobre estos cambios, garantizando que la práctica cumpla con los últimos estándares legales y éticos.

Ejemplo: Cambios en las leyes de privacidad de datos pueden requerir que los enfermeros y cuidadores adapten sus métodos de documentación y comunicación con los pacientes.

- **Expansión de Habilidades y Conocimientos**

   Más allá de mantenerse actualizado, el desarrollo continuo también ofrece oportunidades para que los cuidadores y enfermeros expandan sus áreas de especialización o desarrollen nuevas habilidades que pueden diversificar y enriquecer los servicios que ofrecen. Esto no solo mejora la calidad del cuidado para los pacientes, sino que también abre nuevas oportunidades profesionales para el cuidador o enfermero.

   Ejemplo: Un cuidador puede tomar cursos especializados en cuidado paliativo, aumentando su capacidad para asistir a pacientes en etapas terminales de enfermedad.

- **Mejora de la Satisfacción y el Bienestar del Profesional**
   El compromiso con el desarrollo profesional continuo no solo beneficia a los pacientes, sino que también contribuye a la satisfacción laboral y el bienestar del profesional. Aprender nuevas habilidades y mejorar las existentes puede aumentar la confianza en uno mismo, la motivación y el sentido de logro.

   Ejemplo: Al dominar nuevas técnicas de manejo del estrés, un enfermero puede sentirse más capaz y menos abrumado por los desafíos del trabajo diario.

- **Fomento de la Cultura Profesional y el Liderazgo**

El desarrollo continuo también fomenta una cultura de excelencia y liderazgo dentro del campo del cuidado y la enfermería. Los profesionales que se dedican al aprendizaje continuo pueden inspirar a otros, compartir conocimientos y contribuir al avance general de su profesión.

Ejemplo: Un enfermero con experiencia en cuidados geriátricos puede liderar talleres y sesiones de mentoría para colegas menos experimentados, elevando el nivel de cuidado dentro de su comunidad.

En conclusión, el desarrollo continuo es esencial para mantener la relevancia y la competencia en el dinámico campo del cuidado y la enfermería a domicilio. A través de un compromiso inquebrantable con el aprendizaje y la mejora, los profesionales no solo enriquecen su práctica, sino que también contribuyen significativamente a la salud y el bienestar de la sociedad.

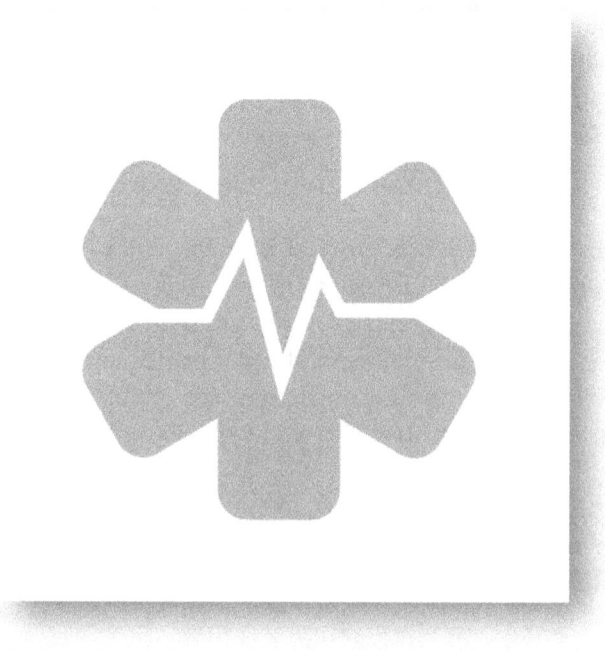

Ventajas de Trabajar por Servicios Profesionales

Las ventajas de trabajar por servicios profesionales en el cuidado y la enfermería a domicilio son significativas, permitiendo a los profesionales ejercer con mayor flexibilidad, autonomía y satisfacción. A continuación, se detallan estos beneficios de manera detallada:

Flexibilidad

- **Horarios Personalizados:** Trabajar de manera independiente permite a los cuidadores y enfermeros establecer sus propios horarios, eligiendo trabajar en los momentos que mejor se adapten a sus necesidades personales y compromisos familiares. Esto es particularmente valioso para quienes necesitan equilibrar responsabilidades múltiples, como el cuidado de sus propios hijos o estudios adicionales.
- **Elección de Clientes:** Los profesionales pueden elegir con quién trabajar, permitiéndoles seleccionar casos que se alineen mejor con sus habilidades, preferencias personales o intereses especializados. Esto contribuye a una mayor satisfacción en el trabajo y puede mejorar la calidad del cuidado proporcionado.

Autonomía

- **Control sobre Tarifas:** Al gestionar su propia práctica, los cuidadores y enfermeros tienen la libertad de establecer sus propias tarifas basadas en su experiencia, especialización y el valor que ofrecen. Esto les permite valorar adecuadamente su trabajo y ajustar sus tarifas a medida que crece su experiencia y reputación.
- **Desarrollo del Enfoque de Cuidado:** Trabajar de forma independiente también ofrece la libertad de desarrollar y aplicar su propio enfoque de cuidado, adaptando sus métodos y técnicas a las necesidades específicas de sus pacientes sin las restricciones que a veces imponen las organizaciones más grandes.

Oportunidades de Especialización

- **Enfoque en Áreas de Interés:** Los profesionales pueden elegir especializarse en áreas del cuidado que encuentren más gratificantes o desafiantes, como cuidado geriátrico, pediatría, cuidados paliativos o rehabilitación. Esto no solo mejora su experiencia y conocimiento en ese campo, sino que también aumenta su atractivo para ciertos grupos de pacientes.

- **Desarrollo Profesional:** La especialización puede abrir puertas a oportunidades de desarrollo profesional, como la enseñanza, la consultoría o el liderazgo en asociaciones profesionales, ampliando aún más el alcance de su práctica.

Empoderamiento Profesional

- **Habilidades Empresariales:** Gestionar su propia práctica desarrolla habilidades empresariales y de gestión, incluyendo marketing, finanzas y comunicación. Esto no solo es valioso para su práctica independiente, sino que también mejora su empleabilidad y potencial de ingresos en el largo plazo.

- **Sentido de Logro:** El éxito de su práctica es un reflejo directo de su esfuerzo y dedicación, lo que puede proporcionar un profundo sentido de logro y satisfacción profesional.

Potencial de Ingresos

- **Ingresos Basados en el Esfuerzo Propio:** A diferencia del empleo tradicional, donde los salarios pueden estar limitados por escalas y estructuras organizacionales, el trabajo independiente permite a los profesionales capitalizar directamente sobre su esfuerzo, habilidades y reputación para aumentar sus ingresos.

- **Flexibilidad Financiera:** Con la capacidad de ajustar tarifas y expandir la base de clientes, los cuidadores y enfermeros independientes tienen un mayor control sobre su potencial de ingresos, lo que puede resultar en una mejor compensación en comparación con posiciones similares en estructuras organizativas tradicionales.

En resumen, trabajar por servicios profesionales ofrece a los cuidadores y enfermeros una oportunidad única de forjar una carrera que no solo es profesionalmente gratificante, sino que también les permite vivir según sus propios términos, equilibrando con éxito su vida personal y profesional.

Comprensión del Marco Legal

El entorno legal en el que operan los cuidadores y enfermeros independientes en Puerto Rico establece las bases para un ejercicio profesional seguro y conforme a la ley. Entender y navegar este marco legal es crucial para la operación exitosa y ética de su práctica.

Regulaciones y Leyes Aplicables

La comprensión y el cumplimiento de las regulaciones y leyes aplicables son fundamentales para los profesionales del cuidado y la enfermería a domicilio, especialmente en un territorio con un marco regulatorio detallado como Puerto Rico. Estas leyes están diseñadas para proteger a los pacientes, a los trabajadores y garantizar la provisión de servicios de alta calidad. Veamos detalladamente cada punto relevante:

Leyes de Salud y Seguridad

- **Objetivo:** Estas regulaciones buscan establecer un ambiente de cuidado seguro tanto para los pacientes como para los profesionales de la salud. Se centran en minimizar los riesgos de lesiones, infecciones y otros peligros relacionados con el cuidado a domicilio.

- **Administración de Medicamentos:** Hay normativas específicas sobre cómo se deben almacenar, manejar y administrar los medicamentos, asegurando que se respeten las dosis prescritas y se minimice el riesgo de errores de medicación.

- **Manejo de Equipos Médicos:** Se establecen estándares para el uso y mantenimiento de equipos médicos, desde dispositivos de monitoreo hasta herramientas de movilidad, garantizando que estén en condiciones óptimas y sean seguros para su uso.

- **Protocolos de Higiene:** Las prácticas de control de infecciones y los protocolos de higiene son críticos, especialmente en el entorno domiciliario. Esto incluye la desinfección regular de superficies, el lavado adecuado de manos y el uso correcto de equipo de protección personal (EPP).

Privacidad y Confidencialidad

- **Ley HIPAA:** Aunque originalmente una ley de EE.UU., los principios de HIPAA respecto a la privacidad y seguridad de la información de salud son relevantes en Puerto Rico. Establece normas para la protección de la información de salud personal, limitando quién puede acceder a ella y cómo se puede compartir.

- **Leyes Locales de Privacidad:** Puerto Rico puede tener leyes adicionales que complementan o refuerzan los estándares de HIPAA, enfocándose en la protección de datos personales y médicos de los pacientes. Los profesionales deben estar al tanto de estas leyes para asegurar el manejo adecuado de la información.

- **Consentimiento Informado:** Un componente clave de la privacidad es asegurar que los pacientes o sus representantes legales den su consentimiento informado antes de compartir información de salud para propósitos de tratamiento, pago u operaciones de cuidado de salud.

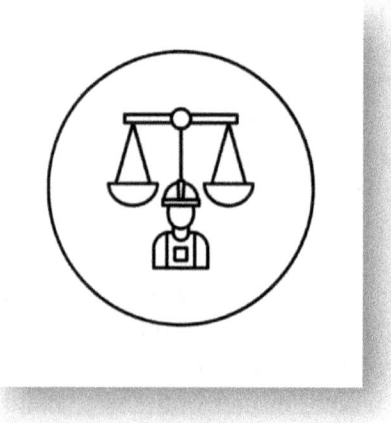

Leyes Laborales

- **Relación Contractual:** Las leyes laborales definen cómo debe ser estructurada la relación de trabajo entre un cuidador o enfermero independiente y sus clientes o agencias con las que colaboran. Esto incluye contratos de servicios, términos de pago y condiciones de trabajo.

- **Derechos de Trabajadores Independientes:** Aunque los trabajadores independientes no se benefician de todas las protecciones laborales destinadas a empleados tradicionales, como el seguro por desempleo o compensación por horas extras, existen regulaciones que protegen sus derechos en términos de acuerdos contractuales y disputas laborales.

- **Seguridad Social y Beneficios:** Los trabajadores independientes deben auto-gestionar aspectos como su seguridad social y planificación de retiro, siendo responsables de realizar sus propias contribuciones fiscales y a sistemas de retiro.

Para los profesionales del cuidado y la enfermería a domicilio en Puerto Rico, navegar el panorama legal y regulatorio es una parte esencial de su práctica. Mantenerse informado y cumplir con estas regulaciones no solo es una obligación legal, sino también una medida de profesionalismo y compromiso con la calidad del cuidado.

Obtención y Mantenimiento de Licencias Profesionales

La obtención y el mantenimiento de licencias profesionales son procesos críticos para enfermeros y cuidadores que buscan trabajar legalmente y de manera ética en el campo de la salud a domicilio. Estos procesos no solo validan la competencia y el conocimiento del profesional ante los ojos de los reguladores y el público, sino que también son esenciales para garantizar la calidad y seguridad del cuidado proporcionado a los pacientes.

Licencia de Enfermería

- **Obtención de la Licencia:** Para ejercer como enfermero en Puerto Rico, es obligatorio obtener una licencia otorgada por la Junta de Enfermería de Puerto Rico. Este proceso comienza con la finalización exitosa de un programa de educación en enfermería acreditado, que puede ser un grado asociado, un bachillerato, o un programa de diploma en enfermería. Después de completar la educación formal, los candidatos deben aprobar el Examen del Consejo Nacional para la Licencia de Enfermería (NCLEX-RN para enfermeros registrados o NCLEX-PN para enfermeros prácticos/licenciados) como un requisito para la licenciatura.

- **Importancia del Examen NCLEX:** El NCLEX evalúa la competencia del candidato para practicar la enfermería a un nivel seguro y efectivo. Está diseñado para medir las habilidades, conocimientos y habilidades esenciales para el cuidado de los pacientes de manera segura.

Certificaciones para Cuidadores

- **Valor de las Certificaciones:** Aunque el requisito de licencia puede no aplicarse a todos los cuidadores, como aquellos que brindan apoyo no médico, obtener certificaciones en áreas específicas del cuidado puede ser invaluable. Estas certificaciones, como asistente de salud en el hogar o técnico en cuidado del paciente, no solo mejoran la empleabilidad del cuidador al demostrar competencia en áreas particulares del cuidado, sino que también aumentan su credibilidad y la confianza de los clientes y sus familias en la calidad del cuidado que pueden proporcionar.

- **Proceso de Certificación:** Generalmente, obtener una certificación requiere completar un programa de educación o capacitación específico seguido de la aprobación de un examen de certificación. Estos programas pueden ser ofrecidos por instituciones educativas, asociaciones profesionales o entidades de capacitación privadas.

Renovación y Educación Continua

- **Requisito de Renovación:** Las licencias de enfermería y algunas certificaciones para cuidadores requieren renovaciones periódicas, que pueden ser anuales o cada varios años, dependiendo de la regulación local. Este proceso suele requerir la demostración de la finalización de un cierto número de horas de educación continua (CE) para garantizar que el profesional se mantenga actualizado con los avances en el campo del cuidado y la enfermería.

- **Educación Continua:** Los cursos de CE abarcan una amplia gama de temas, desde avances técnicos y médicos hasta ética profesional y técnicas de comunicación. Estos cursos no solo son fundamentales para el mantenimiento de la licencia o certificación, sino que también son cruciales para el desarrollo profesional continuo del cuidador o enfermero, permitiéndoles brindar el más alto nivel de cuidado posible.

En resumen, la obtención y mantenimiento de licencias y certificaciones profesionales son pasos esenciales para enfermeros y cuidadores que deseen ejercer de manera profesional. No solo cumplen con los requisitos legales y regulatorios, sino que también aseguran que los profesionales estén calificados, sean competentes y estén preparados para enfrentar los desafíos del cuidado a domicilio, mejorando así la calidad y seguridad del servicio que ofrecen a sus pacientes.

Implicaciones Fiscales de Trabajar de Manera Independiente

Las implicaciones fiscales de trabajar de manera independiente son un aspecto crucial que los cuidadores y enfermeros independientes deben manejar con cuidado para asegurar el cumplimiento legal y optimizar su situación financiera.

Declaración de Ingresos

- **Responsabilidad del Trabajador Independiente:** Al operar de forma independiente, eres responsable de reportar todos tus ingresos al Servicio de Rentas Internas (IRS, por sus siglas en inglés) y al Departamento de Hacienda de Puerto Rico. A diferencia de los empleados tradicionales, cuyos impuestos son retenidos por sus empleadores, los trabajadores independientes deben gestionar sus propias obligaciones fiscales.

- **Pagos de Impuestos Estimados:** Dado que no se retienen impuestos automáticamente de tus ingresos, es probable que necesites realizar pagos de impuestos estimados cada trimestre. Estos pagos se basan en tus ingresos estimados para el año y pueden ayudar a evitar sorpresas desagradables y multas por pagos insuficientes al final del año fiscal.

Deducciones y Gastos

- **Deducción de Gastos Comerciales:** Los trabajadores independientes tienen el beneficio de poder deducir gastos comerciales legítimos, lo que puede reducir significativamente su ingreso tributable. Estos gastos deben ser ordinarios y necesarios para tu práctica, como suministros médicos, costos de educación continua, primas de seguro y gastos de oficina en casa.

- **Documentación Importante:** Es crucial mantener documentación detallada de todos los gastos relacionados con tu negocio para justificar las deducciones en caso de una auditoría. Guarda recibos, facturas y registros de millaje para todos los gastos comerciales.

Número de Identificación Patronal (EIN)

- **Establecimiento como Entidad Comercial:** Si decides formalizar tu práctica como una entidad comercial (por ejemplo, una Sociedad de Responsabilidad Limitada, LLC), necesitarás obtener un Número de Identificación Patronal (EIN) del IRS. Este número es esencial para fines fiscales y se utiliza al contratar empleados, abrir cuentas bancarias comerciales y presentar declaraciones de impuestos de la entidad.
- **Proceso de Obtención:** Obtener un EIN es un proceso sencillo que se puede realizar en línea a través del sitio web del IRS. Es gratuito y proporciona un nivel adicional de profesionalismo a tu práctica.

Asesoramiento Profesional

- **Complejidad de las Leyes Fiscales:** Las leyes fiscales pueden ser complejas y cambiantes, lo que hace valioso el asesoramiento de un contador o asesor fiscal especializado en trabajadores independientes y, en particular, en aquellos en el sector de la salud. Un profesional puede ayudarte a entender tus obligaciones fiscales, identificar deducciones aplicables y planificar estratégicamente para minimizar tu carga fiscal.
- **Planificación Fiscal Estratégica:** Un contador o asesor fiscal puede ofrecer orientación sobre la estructuración de tu negocio, planificación de pagos de impuestos y estrategias para el ahorro y la inversión, lo que puede mejorar significativamente tu salud financiera a largo plazo.

Comprender y cumplir con el marco legal no solo evita sanciones o litigios, sino que también refuerza la reputación profesional del cuidador o enfermero independiente. Mantenerse informado, buscar asesoramiento cuando sea necesario y adherirse a las mejores prácticas son pasos esenciales para construir una práctica sostenible y confiable en el ámbito del cuidado y la enfermería a domicilio en Puerto Rico.

Establecimiento de Servicios y Tarifas

Para los cuidadores y enfermeros independientes, definir claramente los servicios que ofrecen y establecer tarifas adecuadas son pasos cruciales para asegurar una práctica sostenible y exitosa. Aquí te explicamos cómo abordar estos aspectos, incluyendo ejemplos prácticos.

Definición de los Servicios Ofrecidos

- **Especialización y Servicios:** Identifica tus áreas de especialización y los servicios específicos que puedes ofrecer. Esto podría incluir cuidado de ancianos, cuidado post-operatorio, asistencia con la movilidad, administración de medicamentos, o cuidados paliativos. Ser específico ayuda a los clientes a entender exactamente lo que pueden esperar.

  Ejemplo: Si eres un enfermero con experiencia en diabetes, puedes ofrecer servicios especializados de manejo de diabetes, incluyendo educación sobre la enfermedad, monitoreo de glucosa en sangre, y asesoramiento nutricional.

- **Claridad y Alcance:** Describe claramente cada servicio, incluyendo lo que está y no está incluido. Esto ayuda a prevenir malentendidos y establece expectativas claras desde el inicio.

  Ejemplo: Para el servicio de cuidado post-operatorio, específica si incluye cambios de vendajes, asistencia con ejercicios de fisioterapia, monitoreo de signos vitales y comunicación con el médico tratante.

Cómo Establecer Tarifas Competitivas y Justas

El proceso de fijación de tarifas para servicios profesionales, especialmente en el sector del cuidado y la enfermería, requiere una consideración cuidadosa de varios factores para asegurar que sean competitivas, justas y sostenibles.

Investigación de Mercado

Realizar una investigación de mercado detallada es el primer paso crucial para establecer tus tarifas. Esto implica recopilar información sobre las tarifas que se cobran por servicios similares en tu área geográfica. Puedes hacerlo a través de la búsqueda en línea, consultando con colegas de la industria o incluso preguntando directamente a los clientes potenciales en entrevistas o encuestas.

Ejemplo: Supongamos que, tras tu investigación, encuentras que el rango de tarifas para el cuidado de ancianos en tu área es de $15 a $25 por hora. Este rango te sirve como referencia para posicionar tus servicios. Si eres nuevo en el mercado, podrías comenzar en el extremo inferior para atraer clientes. Sin embargo, si tienes una especialización o certificaciones que te distinguen, puedes justificar ubicar tus tarifas en el extremo superior del rango.

Cubrir tus Costos

Es fundamental que las tarifas no solo sean competitivas sino que también cubran todos tus costos operativos. Esto incluye el tiempo de trabajo directo con el cliente, así como el tiempo de preparación y seguimiento, transporte, seguros, y cualquier otro gasto indirecto asociado con la prestación de tus servicios.

Ejemplo: Si calculas que tu costo por hora de trabajo directo es de $10, y en promedio gastas $5 en transporte y otros gastos por cada sesión con un cliente, entonces necesitas fijar una tarifa mínima de $15 por hora solo para cubrir tus costos. Es importante recordar incluir un margen para el beneficio sobre esta base para asegurar la viabilidad financiera de tu negocio.

Valor Agregado

El valor agregado que ofreces a tus clientes puede ser un diferenciador clave que justifique tarifas más altas. Esto puede incluir cualquier cosa, desde especializaciones, experiencia significativa en el campo, servicios adicionales que ofreces, o incluso aspectos como la disponibilidad fuera de horario o el dominio de idiomas adicionales.

Ejemplo: Si ofreces servicios bilingües en una comunidad donde esto es poco común, eso representa un valor agregado significativo para ciertos clientes. En este caso, podrías justificar establecer tus tarifas en $30 por hora, superando el promedio del mercado, ya que estás proporcionando un servicio que satisface una necesidad específica y valiosa para tus clientes.

En resumen, fijar tarifas requiere un equilibrio entre ser competitivo en el mercado, asegurar la sostenibilidad financiera de tu negocio y reconocer el valor único que aportas a tus clientes. Al considerar cuidadosamente estos factores y adaptar tus tarifas a medida que crece tu experiencia y reputación, puedes construir una práctica de cuidado o enfermería exitosa y sostenible.

Consejos para la Creación de Paquetes de Servicios

Paquetes Integrados: Ofrece paquetes de servicios que combinan diferentes tipos de cuidados a un precio total que es menor que la suma de los servicios individuales. Esto puede atraer a clientes interesados en un conjunto de servicios completo.

Ejemplo: Un paquete de "Recuperación en Casa" que incluye cuidado post-operatorio, monitoreo de signos vitales, y asistencia con la movilidad durante 2 semanas a un precio fijo.

Flexibilidad: Diseña paquetes con opciones ajustables según las necesidades específicas de los clientes. Esto permite personalizar tu oferta y adaptarte mejor a las necesidades individuales.

Ejemplo: Paquetes de cuidado de ancianos con opciones de medio tiempo, tiempo completo, o sólo fines de semana.

Incentivos por Compromiso a Largo Plazo: Ofrece descuentos o servicios adicionales gratuitos a clientes que se comprometan con servicios a largo plazo. Esto fomenta relaciones duraderas y mejora la previsibilidad de tus ingresos.

Ejemplo: Un mes de monitoreo de salud gratuito con un compromiso de cuidado de 6 meses.

Establecer y comunicar claramente tus servicios y tarifas, junto con ofrecer paquetes de servicios bien pensados, son estrategias clave para construir una práctica de cuidado o enfermería independiente exitosa.

4. Marketing Personal y Construcción de Marca

En el competitivo campo de la salud y el cuidado a domicilio, establecer una marca personal fuerte y utilizar estrategias de marketing efectivas son esenciales para destacar y atraer clientes. Esto implica no solo demostrar tu competencia y experiencia profesional, sino también construir una presencia en línea que refleje tus valores y compromiso con el cuidado de calidad.

Creación de un Perfil Profesional en Línea

Sitio Web Profesional: Un sitio web es una base para tu presencia en línea. Debe incluir tu biografía profesional, servicios ofrecidos, testimonios de clientes, y formas de contacto. Asegúrate de que el diseño sea limpio, profesional y fácil de navegar.

Ejemplo: Un enfermero a domicilio podría tener una sección de blog en su sitio web donde comparte consejos de salud para ancianos, destacando su conocimiento y experiencia en el área.

Plataformas Profesionales: Plataformas como LinkedIn son cruciales para construir conexiones profesionales y compartir tus logros y especializaciones. Un perfil completo debe incluir tu experiencia laboral, educación, certificaciones y recomendaciones.

Ejemplo: Participar en grupos de LinkedIn relacionados con la atención domiciliaria y contribuir con consejos profesionales puede aumentar tu visibilidad.

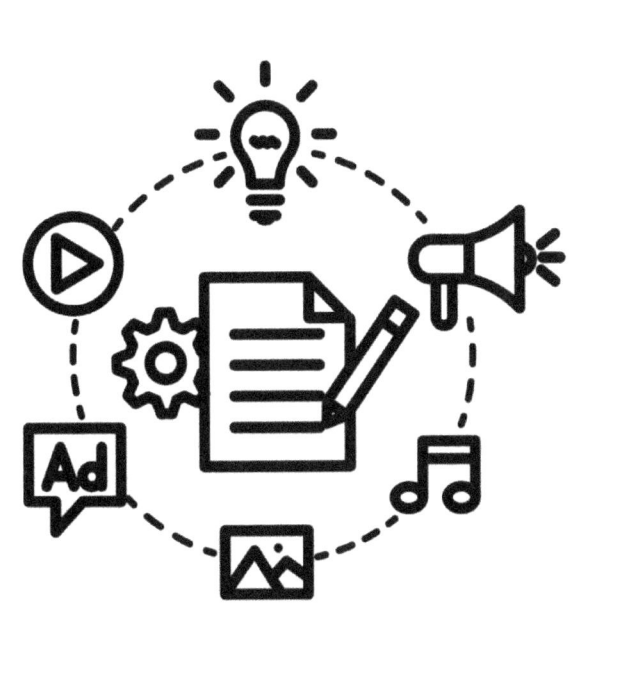

Estrategias de Marketing para Promocionar Servicios

Marketing de Contenidos: Crear y compartir contenido útil y educativo puede establecerte como una autoridad en tu campo. Esto puede incluir artículos de blog, videos instructivos, o guías sobre cuidado en el hogar.

Ejemplo: Un cuidador podría crear una serie de videos cortos sobre cómo mejorar la calidad de vida de las personas con movilidad reducida.

Email Marketing: Mantén a tus clientes y prospectos informados y comprometidos a través de boletines informativos que resalten nuevos servicios, promociones especiales o consejos de salud relevantes.

Ejemplo: Enviar un correo electrónico mensual que destaque formas de mantenerse activo y saludable durante la vejez.

Publicidad en Línea: Considera invertir en publicidad de pago por clic (PPC) en Google Ads o en publicidad en redes sociales para dirigir tráfico específico a tu sitio web o perfil profesional.

Ejemplo: Una campaña de Facebook Ads dirigida a familiares de ancianos que puedan necesitar servicios de cuidado a domicilio en tu área geográfica.

Importancia de las redes sociales

La importancia de las redes sociales y las plataformas profesionales para los profesionales de la salud en el contexto de Facebook se centra en varias áreas clave, que incluyen aumentar la visibilidad y el alcance, fomentar las redes profesionales, y recoger feedback y testimonios.

Visibilidad y Alcance:

Facebook ofrece la oportunidad de alcanzar a una audiencia amplia y diversa, gracias a su vasta base de usuarios. Al publicar contenido relevante y de calidad, como historias de éxito de pacientes (con su consentimiento), información educativa sobre salud, consejos de prevención, y actualizaciones de servicios, puedes aumentar tu visibilidad y establecer confianza con tu audiencia. Esto humaniza tu práctica o servicios, mostrando el impacto positivo de tu trabajo en la comunidad.

Redes Profesionales:

Aunque Facebook no es una plataforma exclusiva para profesionales de la salud, sí ofrece grupos y comunidades donde puedes conectarte con colegas de tu campo. Unirte a grupos específicos de profesionales de la salud en Facebook te permite participar en discusiones, compartir experiencias y consejos, y recibir o hacer referencias. Esta participación activa puede abrir nuevas oportunidades de colaboración y negocio.

Feedback y Testimonios:

Las páginas de Facebook brindan a los clientes una forma fácil de compartir sus experiencias con tus servicios a través de comentarios y valoraciones. Estos testimonios positivos son visibles para cualquiera que visite tu página y pueden servir como una poderosa herramienta de marketing para atraer nuevos pacientes. Anima a tus clientes satisfechos a compartir sus historias y experiencias positivas en tu página de Facebook para construir una reputación sólida.

Estrategias Adicionales para Facebook:

Publicidad Dirigida: Utiliza las herramientas de publicidad de Facebook para dirigir tus mensajes a segmentos específicos de la población, basándote en factores como la edad, ubicación, intereses y mucho más. Esto puede ayudar a maximizar el impacto de tus campañas publicitarias.

Eventos y Transmisiones en Vivo: Organiza eventos, como seminarios web sobre temas de salud o sesiones de preguntas y respuestas en vivo, para interactuar directamente con tu audiencia y ofrecer valor añadido.

Contenido Multimedia: Publica contenido multimedia, como videos educativos o recorridos virtuales de tu clínica, para captar la atención de tu audiencia y proporcionar una visión más completa de tus servicios.

El marketing personal y la construcción de marca en plataformas como Facebook son procesos continuos que requieren coherencia, autenticidad y un enfoque en proporcionar valor a tu audiencia. Al dedicar tiempo a desarrollar tu presencia en línea y aplicar estas estrategias de manera efectiva, puedes mejorar significativamente tu visibilidad, atraer más pacientes y fortalecer tu reputación en el ámbito de la salud.

5. Gestión de Clientes

La gestión eficaz de los clientes es fundamental para el éxito de cualquier cuidador o enfermero independiente. Implica establecer relaciones sólidas basadas en la confianza, la comunicación clara y el compromiso con la excelencia en el servicio.

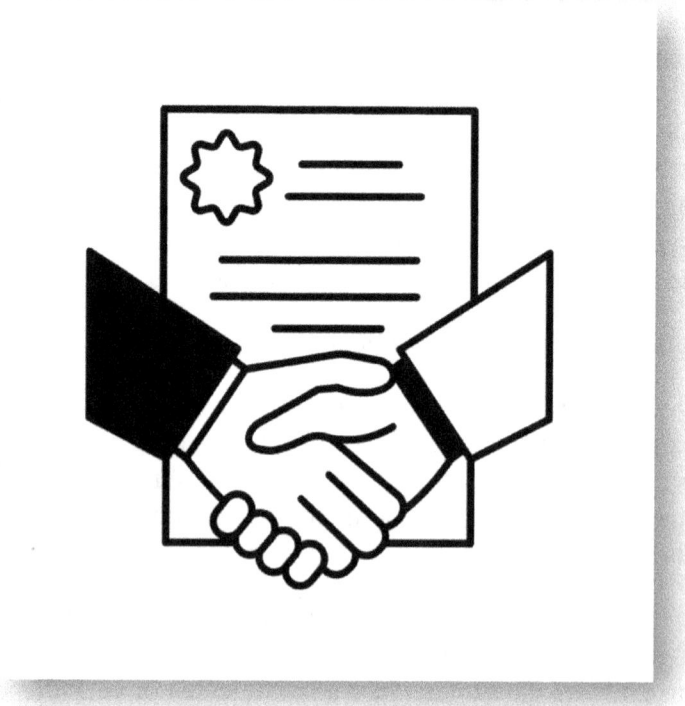

Cómo Establecer Acuerdos Claros de Servicios Profesionales

Contratos Detallados: Todos los servicios deben estar respaldados por un contrato escrito que detalle el alcance del servicio, las tarifas, la duración del contrato y cualquier otra condición relevante. Esto protege tanto al proveedor como al cliente y asegura que ambos tengan expectativas claras desde el inicio.

Ejemplo: Un contrato de cuidado a domicilio podría especificar los días y horas de servicio, las tareas específicas a realizar, las políticas de cancelación y los procedimientos de emergencia.

Claridad en los Servicios Ofrecidos: Define claramente qué servicios están incluidos y cuáles no. Si ofreces paquetes de servicios, especifica qué está incluido en cada paquete.

Ejemplo: Si ofreces acompañamiento, especifica si esto incluye la espera durante las citas y la comunicación con el personal médico.

Manejo de Expectativas y Comunicación Efectiva

Establecimiento de Expectativas Realistas: Desde la primera interacción, es crucial establecer expectativas realistas sobre lo que puedes ofrecer. Esto incluye discutir los resultados esperados del servicio y cualquier limitación que pueda afectar esos resultados.

Ejemplo: Ser honesto sobre lo que se puede lograr con el cuidado en el hogar frente a lo que requeriría atención médica especializada.

Comunicación Regular: Mantén líneas de comunicación abiertas y regulares con tus clientes. Esto puede incluir actualizaciones periódicas sobre el progreso, discusiones sobre cualquier preocupación y revisiones del plan de cuidado según sea necesario.

Ejemplo: Establecer reuniones semanales o mensuales con los familiares de un paciente para discutir el progreso y ajustar el plan de cuidado según sea necesario.

Estrategias para la Retención y Satisfacción del Cliente

Solicitar y Actuar según el Feedback: Regularmente solicita feedback de tus clientes sobre tu servicio y utiliza esta información para realizar mejoras. Mostrar que valoras y actúas según sus opiniones pueden fortalecer la relación y aumentar la satisfacción del cliente.

Ejemplo: Después de implementar un cambio basado en el feedback de un cliente, comunícaselo para demostrar que sus opiniones son importantes para ti.

Personalización del Servicio: Adapta tus servicios a las necesidades individuales de cada cliente. La atención personalizada no solo mejora la satisfacción del cliente, sino que también puede conducir a una mayor retención.

Ejemplo: Adaptar las actividades de cuidado diario a los intereses personales del cliente para mejorar su bienestar emocional y físico.

Ir Más Allá: Busca oportunidades para ir más allá de las expectativas de tus clientes. Esto podría ser algo tan simple como recordar y actuar según las preferencias personales del cliente o proporcionar apoyo adicional durante momentos difíciles.

Ejemplo: Organizar una pequeña celebración de cumpleaños para un cliente o ofrecer apoyo emocional adicional después de una noticia médica desalentadora.

La gestión efectiva de clientes en el cuidado y la enfermería a domicilio no solo se trata de proporcionar servicios de calidad, sino también de construir relaciones sólidas y de confianza a través de la comunicación clara, el respeto por las necesidades y deseos del cliente, y un compromiso continuo con la mejora del servicio.

6. Documentación y Registro

En el ámbito de los cuidados de salud a domicilio, ya sea como cuidador o enfermero independiente, la documentación y el manejo adecuado de los registros de los pacientes son fundamentales. Estos procesos no solo cumplen con requerimientos legales y de privacidad, sino que también aseguran la continuidad y calidad del cuidado.

Importancia de Mantener una Documentación Adecuada

Continuidad del Cuidado: Una documentación detallada permite a cualquier profesional de la salud que entre en contacto con el paciente comprender rápidamente su historial médico, tratamientos actuales y planes de cuidado. Esto es esencial para proporcionar un cuidado coherente y efectivo.

Ejemplo: Registrar meticulosamente la administración de medicamentos ayuda a evitar duplicaciones o interacciones peligrosas.

Cumplimiento Legal y Normativo: En muchas jurisdicciones, incluido Puerto Rico, existen leyes específicas que rigen la gestión de registros médicos y personales. Mantener una documentación adecuada asegura que cumplas con estas leyes, protegiendo tanto al paciente como al profesional de posibles litigios.

Ejemplo: La Ley HIPAA en EE. UU. y sus territorios exige protecciones específicas para la información de salud para asegurar la privacidad del paciente.

Comunicación con Otros Profesionales: Los registros bien mantenidos facilitan la comunicación entre los distintos profesionales de la salud que pueden estar involucrados en el cuidado del paciente, incluyendo médicos, enfermeros y especialistas.

Ejemplo: Un registro detallado de los síntomas del paciente y la evolución de su estado puede ser invaluable durante las consultas con especialistas.

Cómo Gestionar los Registros de los Pacientes de Manera Segura y Conforme a la Ley

Utilización de Sistemas Seguros: Usa sistemas de registro electrónicos que cumplan con las regulaciones de privacidad y seguridad. Estos sistemas deben tener medidas de seguridad robustas, como cifrado y autenticación de dos factores, para proteger la información del paciente.

Ejemplo: Software de gestión de pacientes que cumple con los estándares de HIPAA para el almacenamiento y transmisión de datos.

Acceso Restringido: Asegura que solo el personal autorizado tenga acceso a los registros del paciente. Esto incluye implementar políticas claras sobre quién puede ver, modificar o compartir la información del paciente.

Ejemplo: Implementar niveles de permisos dentro del software de gestión del paciente para limitar el acceso basado en el rol del profesional.

Consentimiento Informado: Obtén el consentimiento informado del paciente o su representante legal antes de recopilar, usar o divulgar su información personal de salud, especialmente cuando se comparte información para coordinar el cuidado con otros profesionales.

Ejemplo: Formularios de consentimiento detallados que el paciente o su tutor legal deben firmar antes de comenzar el cuidado.

Educación y Capacitación: Proporciona formación regular a todos los involucrados en la gestión de registros de pacientes sobre las mejores prácticas y las obligaciones legales relacionadas con la privacidad y seguridad de los datos.

Ejemplo: Sesiones de capacitación anuales sobre prácticas de privacidad de datos y cómo responder a violaciones de datos.

Políticas de Retención y Destrucción: Implementa políticas claras sobre cuánto tiempo se deben retener los registros del paciente y cómo se deben destruir de forma segura una vez que ya no sean necesarios.

Ejemplo: Políticas que dictan la retención de registros médicos durante el período legalmente requerido, seguido de su destrucción segura mediante trituración o borrado digital certificado.

La gestión adecuada de la documentación y los registros de los pacientes no es solo una responsabilidad legal; es una parte integral de proporcionar cuidados de alta calidad y proteger a los pacientes y profesionales dentro del sistema de salud. Adoptar prácticas rigurosas en estos ámbitos asegura la confianza y la seguridad en la relación cuidador-paciente.

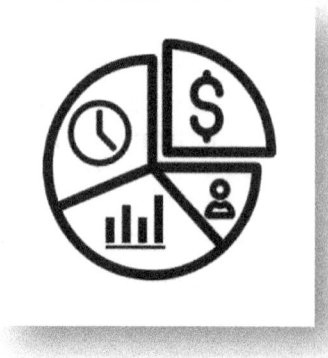

La sección "Finanzas y Contabilidad" es crucial para el éxito y la sostenibilidad de cualquier emprendedor, especialmente para aquellos en el ámbito de servicios profesionales independientes, como el cuidado y la enfermería a domicilio. Esta sección proporciona una guía detallada para comprender y gestionar efectivamente los aspectos financieros y contables de su negocio.

Fundamentos de la Contabilidad para Trabajadores Independientes

La contabilidad es el sistema por el cual se registra, mide y comunica la información financiera de una entidad. Para los trabajadores independientes, comprender los fundamentos de la contabilidad es esencial para llevar un registro preciso de las transacciones, los ingresos y los gastos. Esto incluye:

Registrar Todas las Transacciones: Mantener un registro detallado de todas las transacciones financieras es esencial para la gestión efectiva de cualquier negocio, incluidos los servicios de cuidado y enfermería a domicilio. Este proceso no solo facilita la contabilidad y la planificación fiscal, sino que también proporciona una visión clara de la salud financiera del negocio.

Importancia de Registrar Todas las Transacciones

El registro completo de las transacciones permite:

- **Seguimiento del Flujo de Efectivo:** Comprender cómo entra y sale el dinero del negocio.
- **Identificación de Tendencias de Ingresos y Gastos:** Reconocer patrones que pueden informar decisiones estratégicas.
- **Preparación para la Declaración de Impuestos:** Facilitar la identificación de deducciones fiscales aplicables y reducir el riesgo de errores en las declaraciones de impuestos.
- **Evaluación del Desempeño Financiero:** Determinar la rentabilidad y la sostenibilidad del negocio.

Ejemplos de Registro de Transacciones

Ingresos por Servicios Prestados

Supongamos que eres un enfermero independiente que ofrece cuidados a domicilio. Cada vez que completes un servicio, debes registrar:

- **Fecha del servicio**
- **Descripción del servicio** (por ejemplo, cuidado de heridas, asistencia con medicamentos, acompañamiento a citas médicas)
- **Cantidad cobrada** (por ejemplo, $150 por una visita de 8 horas)
- **Método de pago** (efectivo, cheque, transferencia bancaria)

Ejemplo de registro:

- 3 de octubre, Cuidado de heridas postoperatorias, $150, Transferencia bancaria.

Gastos Relacionados con la Operación del Negocio

Los gastos pueden incluir desde materiales consumibles hasta seguros y publicidad. Por cada gasto, registra:

- **Fecha del gasto**
- **Descripción del gasto** (por ejemplo, compra de gasas y desinfectantes, renovación de seguro de responsabilidad profesional, campaña de publicidad en redes sociales)
- **Cantidad pagada**
- **Método de pago**

Ejemplo de registro:

- 10 de octubre, Renovación de seguro de responsabilidad profesional, $500, Cheque.

Cómo Registrar las Transacciones

- **Uso de Software de Contabilidad:** Herramientas como QuickBooks, FreshBooks, o incluso hojas de cálculo personalizadas de excel, pueden facilitar el registro y seguimiento de transacciones.

- **Conservación de Recibos y Facturas:** Guarda todos los recibos y facturas tanto de ingresos como de gastos. Estos documentos son esenciales para verificar las transacciones durante la contabilidad y las auditorías fiscales.
- **Revisión Regular:** Dedica tiempo cada semana o mes para revisar y actualizar tus registros, asegurándote de que toda la información sea precisa y esté completa.

Al adherirte a un proceso sistemático para registrar todas las transacciones financieras, podrás mantener una contabilidad precisa, tomar decisiones informadas basadas en datos reales y garantizar el cumplimiento fiscal. Este hábito de gestión financiera es fundamental para el éxito y la sostenibilidad a largo plazo de tu negocio de cuidado y enfermería a domicilio.

Comprensión de los Estados Financieros: Comprender los estados financieros es esencial para cualquier emprendedor, incluidos aquellos en el campo del cuidado y la enfermería a domicilio. Los estados financieros básicos —el balance general, el estado de resultados y el estado de flujos de efectivo— ofrecen una visión integral de la salud financiera del negocio.

Balance General

El balance general ofrece una fotografía de la situación financiera de un negocio en un momento específico. Se compone de tres partes principales:

- **Activos:** Lo que la empresa posee. Esto incluye activos corrientes como el efectivo y los inventarios, y activos no corrientes como bienes raíces y equipos.
- **Pasivos:** Lo que la empresa debe. Los pasivos se dividen en corrientes (deudas que deben pagarse en el plazo de un año) y no corrientes (deudas a largo plazo).
- **Patrimonio del Propietario:** La diferencia entre activos y pasivos, representando el valor neto del negocio.

Ejemplo: Si tu empresa de cuidados a domicilio tiene activos totales de $50,000 y pasivos totales de $20,000, entonces el patrimonio del propietario es de $30,000.

Estado de Resultados (o Cuenta de Pérdidas y Ganancias)

El estado de resultados muestra los ingresos, gastos y ganancias o pérdidas de la empresa durante un período específico, generalmente un año fiscal. Este documento permite a los emprendedores entender cómo se está generando la rentabilidad del negocio.

- **Ingresos:** Todos los ingresos generados por la venta de servicios.
- **Gastos:** Todos los costos incurridos para operar el negocio, incluyendo salarios, alquiler, suministros y publicidad.
- **Ganancias/Pérdidas:** La diferencia entre ingresos y gastos.

Ejemplo: Si en un año tu negocio generó $100,000 en ingresos y tuvo $70,000 en gastos, tu ganancia neta es de $30,000.

Estado de Flujos de Efectivo

El estado de flujos de efectivo detalla cómo entra y sale el efectivo del negocio, dividido en actividades operativas, de inversión y financieras. Es crucial para evaluar la liquidez del negocio, es decir, su capacidad para cubrir las obligaciones a corto plazo.

- **Actividades Operativas:** Ingresos y gastos relacionados con la prestación de servicios.
- **Actividades de Inversión:** Compra y venta de activos a largo plazo, como equipo o propiedades.
- **Actividades Financieras:** Préstamos tomados o pagados, emisión de acciones o pago de dividendos.

Ejemplo: Si tu negocio tuvo un flujo de efectivo neto de $10,000 de actividades operativas, gastó $5,000 en actividades de inversión y recibió $2,000 de actividades financieras, el aumento neto en efectivo para el período sería de $7,000.

Importancia de los Estados Financieros

- **Toma de Decisiones:** Proporcionan datos cruciales que ayudan a tomar decisiones informadas sobre la gestión y expansión del negocio.

- **Atracción de Inversiones:** Son esenciales para comunicar la viabilidad financiera a potenciales inversores o instituciones de crédito.

- **Planificación Fiscal:** Ayudan a preparar y planificar las obligaciones fiscales del negocio de manera más eficiente.

Comprender estos documentos financieros permite a los emprendedores no solo mantener un control sobre la situación actual del negocio sino también planificar con visión de futuro. La educación continua en finanzas y contabilidad, posiblemente apoyada por asesoría profesional, puede reforzar esta competencia esencial.

Sistema de Contabilidad: El sistema de contabilidad es una decisión fundamental que todo emprendedor debe tomar al establecer las prácticas de gestión financiera de su negocio. Esencialmente, hay dos sistemas principales de contabilidad: el sistema de caja y el sistema de acumulación. La elección entre uno u otro depende de varios factores, incluyendo la naturaleza del negocio, requisitos legales y fiscales, y preferencias de gestión financiera. A continuación, se detallan ambos sistemas y cómo pueden afectar las operaciones de un negocio.

Sistema de Contabilidad de Caja

En el sistema de contabilidad de caja, los ingresos se registran cuando el efectivo (o un equivalente) se recibe efectivamente, y los gastos se registran cuando el efectivo es desembolsado. Este sistema es intuitivo y simple, lo que lo hace popular entre pequeñas empresas, autónomos y emprendedores en el sector del cuidado y la enfermería a domicilio que prefieren un enfoque directo para el seguimiento del flujo de efectivo.

Ventajas:

- **Simplicidad:** Fácil de mantener, ideal para negocios con transacciones financieras menos complejas.

- **Claridad en el Flujo de Efectivo:** Proporciona una representación precisa del efectivo disponible.

Desventajas:

- **Visión Limitada:** No siempre refleja con precisión la salud financiera del negocio, ya que los ingresos y gastos pueden ser registrados en períodos diferentes a los que se generan o incurren.

Ejemplo: Si realizas un servicio de cuidado en diciembre pero no recibes el pago hasta enero, bajo el sistema de caja, el ingreso se registraría en enero.

Sistema de Contabilidad de Acumulación

El sistema de contabilidad de acumulación registra los ingresos cuando se ganan (independientemente de cuándo se reciba el pago) y los gastos cuando se incurren (independientemente de cuándo se paguen). Este método ofrece una visión más completa de las finanzas del negocio al reflejar las obligaciones y los recursos económicos actuales.

Ventajas:

- **Reflejo de la Salud Financiera:** Ofrece una visión más precisa de la rentabilidad y las finanzas del negocio al relacionar ingresos y gastos con el período en que realmente ocurren.

- **Requisitos de Informes:** Es el método requerido por las normas contables generalmente aceptadas (GAAP) para la mayoría de las empresas.

Desventajas:

- **Complejidad:** Puede ser más complicado de mantener, requiriendo un seguimiento detallado de los pagos pendientes (cuentas por cobrar) y las deudas (cuentas por pagar).

- **Flujo de Efectivo:** No proporciona una indicación directa del efectivo disponible.

Ejemplo: Si proporcionas un servicio de cuidado en diciembre, bajo el sistema de acumulación, registras el ingreso en diciembre, incluso si el pago se recibe en enero.

Decisión y Adaptación

La elección entre el sistema de caja y el de acumulación debe basarse en una evaluación cuidadosa de las necesidades y características específicas del negocio, así como en los requisitos fiscales aplicables. Algunos negocios pueden beneficiarse de la simplicidad del sistema de caja, mientras que otros necesitarán la visión más completa que proporciona el sistema de acumulación.

Es crucial que esta decisión se tome con una comprensión clara de las implicaciones para la gestión financiera y la planificación fiscal del negocio. Independientemente del sistema elegido, mantener registros precisos y detallados es esencial para el éxito financiero y la sostenibilidad a largo plazo del negocio.

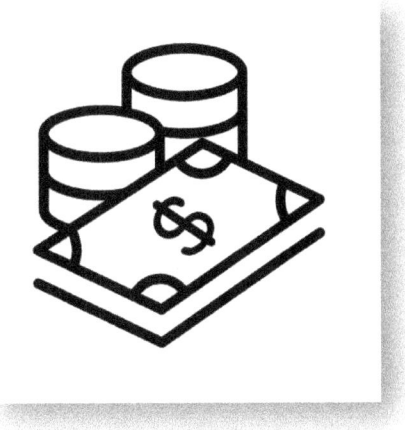

Gestión de Ingresos, Facturación y Seguimiento de Pagos

Una gestión eficaz de los ingresos es vital para mantener un flujo de caja saludable. Esto implica:

Facturación Oportuna y Precisa: La facturación oportuna y precisa es un componente crítico en la gestión financiera de cualquier negocio, incluidos los servicios profesionales como el cuidado y la enfermería a domicilio. Este proceso no solo asegura un flujo de efectivo saludable sino que también refleja la profesionalidad del servicio ofrecido.

Importancia de la Facturación Oportuna

- **Flujo de Efectivo:** La emisión rápida de facturas después de la prestación de un servicio facilita un flujo de efectivo constante, permitiendo que el negocio cubra sus gastos operativos y evite retrasos financieros.

- **Profesionalismo:** Una facturación puntual demuestra profesionalismo y respeto por el acuerdo de servicio, lo que puede fortalecer la relación con el cliente.

Importancia de la Facturación Precisa

- **Claridad para el Cliente:** Detallar específicamente los servicios prestados elimina confusiones, haciendo que el cliente se sienta más satisfecho con el proceso de pago.

- **Evita Disputas:** Una factura precisa y detallada reduce la probabilidad de disputas sobre cargos, acelerando el proceso de pago.

Componentes de una Factura Profesional

- **Información del Emisor y del Cliente:** Incluye nombres completos, direcciones, y, si es aplicable, datos de contacto tanto del proveedor de servicios como del cliente.

- **Número de Factura:** Cada factura debe tener un número único para facilitar su seguimiento y organización.

- **Fecha de Emisión y de Servicio:** La fecha en que se emite la factura y la fecha (o fechas) en que se prestó el servicio.

- **Descripción de los Servicios:** Una lista detallada de los servicios proporcionados, con una breve descripción de cada uno.

- **Términos de Pago:** Incluye el total a pagar, las formas de pago aceptadas y la fecha de vencimiento del pago.

- **Detalles Adicionales:** Cualquier otro elemento acordado, como descuentos, impuestos aplicables o cargos adicionales.

Ejemplo de Facturación en Cuidado a Domicilio

Supongamos que eres un enfermero independiente que ha proporcionado cuidado postoperatorio a un cliente. La factura podría incluir:

- **Número de Factura:** #12345
- **Fecha de Servicio:** 1 de octubre de 2024
- **Descripción de Servicios:**
    - Cuidado postoperatorio, incluyendo cambio de vendajes y monitoreo de signos vitales. Duración: 3 horas.
    - Asistencia con medicación. Duración: 1 hora.
- **Total de Horas:** 4 horas
- **Tarifa por Hora:** $25
- **Total a Pagar:** $100
- **Términos de Pago:** Pago debido a 15 días de la fecha de factura. Aceptamos transferencia bancaria, cheque o efectivo. Esto es un ejemplo haga sus propios cálculos.

Consejos para la Facturación Efectiva

- **Automatización:** Considera el uso de software de facturación para automatizar el proceso, asegurando consistencia y ahorrando tiempo.
- **Comunicación Clara:** Asegúrate de que el cliente entienda los términos de facturación desde el inicio del servicio.
- **Seguimiento:** Implementa un sistema para hacer seguimiento a las facturas pendientes, recordando a los clientes sobre pagos próximos a vencer o atrasados.

Implementar prácticas de facturación oportuna y precisa es fundamental para mantener la viabilidad financiera de tu negocio y construir relaciones sólidas y duraderas con tus clientes.

- **Seguimiento de Pagos:** Mantener un sistema para hacer seguimiento a las facturas emitidas, incluyendo aquellas que están pendientes, vencidas o pagadas. Esto ayuda a identificar y resolver rápidamente cualquier problema de pago.

- **Proyecciones de Ingresos:** Realizar proyecciones regulares de ingresos basadas en contratos existentes y potenciales nuevos negocios para planificar el futuro financiero del negocio.

Planificación Fiscal y Ahorro para el Futuro

La planificación fiscal eficiente asegura que se cumplan las obligaciones tributarias mientras se minimiza la carga fiscal a través de deducciones y créditos legítimos. Para los trabajadores independientes, esto incluye:

Para los emprendedores y profesionales independientes en el campo del cuidado y la enfermería, comprender y gestionar adecuadamente las obligaciones tributarias, maximizar las deducciones fiscales y planificar el ahorro son aspectos fundamentales de la gestión financiera que pueden significar la diferencia entre el éxito y la dificultad económica. A continuación, se detallan estos elementos críticos:

Conocimiento de Obligaciones Tributarias

El primer paso para una gestión fiscal responsable es comprender las obligaciones tributarias específicas para tu negocio. Esto incluye:

- **Impuestos sobre la Renta:** Tanto a nivel federal como estatal, si corresponde, basado en los ingresos netos del negocio.

- **Contribuciones al Seguro Social y Medicare:** A través del autoempleo, se deben pagar estas contribuciones, que son críticas para tu seguridad a largo plazo.

- **Otros Impuestos Aplicables:** Dependiendo de la jurisdicción, pueden existir otros impuestos, como impuestos sobre las ventas para ciertos servicios o impuestos sobre nóminas si tienes empleados.

La clave es estar al día con las leyes fiscales actuales y los cambios que puedan afectar a tu negocio. Utilizar un software de contabilidad o contratar a un profesional en finanzas puede ayudar a manejar estas obligaciones de manera eficiente.

Deducciones Fiscales

Maximizar las deducciones fiscales permitidas puede reducir significativamente tu carga tributaria. Algunos gastos deducibles comunes para los negocios incluyen:

- **Suministros de Oficina y Operacionales:** Todo desde papel hasta software de gestión de pacientes.

- **Gastos de Viaje:** Si viajas para proporcionar servicios o para la formación profesional, estos costos pueden ser deducibles.

- **Seguro:** Los primas de seguros relevantes para tu negocio, incluyendo el seguro de responsabilidad profesional, pueden ser deducibles.

- **Educación Continua:** Los cursos, talleres o conferencias para mejorar tus habilidades profesionales o expandir tus servicios pueden ser considerados gastos deducibles.

Llevar un registro detallado de estos gastos y consultar con un asesor fiscal puede ayudarte a asegurar que aprovechas todas las deducciones aplicables sin infringir las normas fiscales.

Planificación para el Ahorro

Una gestión financiera prudente no se trata solo de cubrir los gastos actuales y las obligaciones fiscales, sino también de planificar para el futuro. Esto incluye:

- **Fondo de Emergencia:** Destinar una parte de los ingresos a un fondo de emergencia puede proporcionar una red de seguridad financiera en tiempos de necesidad o cuando surgen gastos imprevistos.

- **Inversión en Cuentas de Retiro:** Contribuir a una cuenta de retiro, como un IRA (Individual Retirement Account) o un plan 401(k) para autónomos, no solo fomenta el ahorro para el futuro sino que también puede ofrecer ventajas fiscales.

- **Ahorro para Metas Financieras a Largo Plazo:** Ya sea la expansión del negocio, la compra de equipo avanzado o la inversión en bienes raíces, establecer metas financieras claras y ahorrar para ellas es crucial.

Implementar prácticas financieras y contables sólidas, junto con la educación continua y, cuando sea necesario, el asesoramiento profesional, no solo fortalece la base financiera de tu negocio, sino que también te posiciona para aprovechar las oportunidades de crecimiento y expansión. Estos fundamentos te permitirán enfocarte en lo que más importa: proporcionar cuidados excepcionales a tus pacientes.

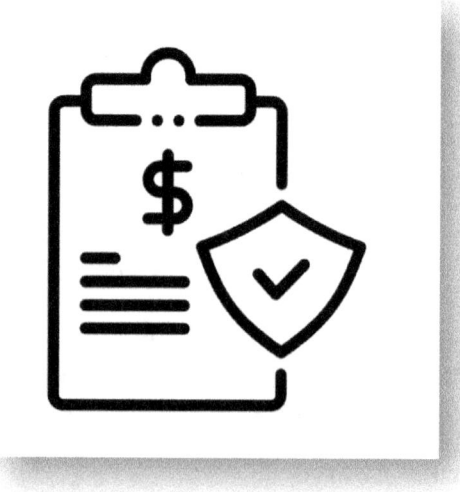

La sección "Seguros y Protecciones" es fundamental para cualquier emprendedor, especialmente para aquellos en el sector del cuidado y la enfermería a domicilio, donde los riesgos de responsabilidad pueden ser significativos. Aquí se detalla cómo los cuidadores y enfermeros independientes pueden asegurarse adecuadamente y protegerse contra la responsabilidad profesional.

Seguro de Responsabilidad Profesional (o Seguro de Mala Praxis)

- **Propósito:** Protege contra reclamaciones por negligencia o daños que resulten de errores o omisiones profesionales. Para los cuidadores y enfermeros, esto puede incluir errores en la administración de medicamentos, diagnósticos incorrectos o lesiones al paciente.
- **Beneficio:** Cubre los costos legales y las indemnizaciones que puedan surgir de tales reclamaciones, protegiendo así los activos personales y la viabilidad del negocio.

Seguro de Responsabilidad General

- **Propósito:** Ofrece protección contra reclamaciones de terceros por lesiones corporales, daños a la propiedad o publicidad perjudicial que ocurran en el lugar de trabajo o como resultado de las operaciones comerciales.
- **Beneficio:** Esencial para cualquier negocio, ya que cubre incidentes que pueden no estar relacionados directamente con los servicios de cuidado o enfermería proporcionados.

Seguro de Compensación para Trabajadores

- **Propósito:** Obligatorio en muchos lugares si tienes empleados, cubre los gastos médicos y una parte de los salarios perdidos de los empleados si se lesionan mientras trabajan.
- **Beneficio:** Protege tanto al empleador como al empleado, asegurando que los trabajadores reciban la atención necesaria sin el coste prohibitivo de los gastos médicos.

Seguro de Accidentes Personales

- **Propósito:** Ofrece cobertura si el cuidador o enfermero independiente sufre un accidente mientras trabaja.
- **Beneficio:** Proporciona una compensación por lesiones, incapacidad temporal o permanente, ayudando a mitigar la pérdida de ingresos durante el periodo de recuperación.

Cómo Protegerse Contra la Responsabilidad Profesional

Establecer Protocolos Claros de Trabajo

- Implementa procedimientos estándar de operación para todos los aspectos de la atención al paciente, incluyendo la administración de medicamentos, el mantenimiento de registros y la comunicación con los clientes y sus familias. Esto ayuda a minimizar errores y malentendidos.

Formación y Capacitación Continua

- Mantente actualizado con las mejores prácticas en cuidado y enfermería a domicilio a través de la formación continua. Esto no solo mejora la calidad del servicio sino que también reduce la probabilidad de cometer errores que podrían llevar a reclamaciones por responsabilidad.

Documentación Detallada

- Lleva registros precisos y detallados de la atención y servicios proporcionados a cada cliente. La documentación adecuada puede ser crucial en caso de disputas o reclamaciones legales, sirviendo como evidencia de la atención proporcionada.

Consulta con un Asesor de Seguros

- Trabaja con un asesor de seguros o un corredor que tenga experiencia en el sector del cuidado de la salud para asegurarte de obtener la cobertura adecuada para tus necesidades específicas. Pueden ayudarte a entender las distintas pólizas disponibles y a elegir las que mejor se ajusten a tu situación.

Revisión y Actualización Regular de la Cobertura

- Revisa tu póliza de seguro regularmente para asegurarte de que la cobertura sigue siendo adecuada a medida que tu negocio crece y cambia. Ajusta tu cobertura según sea necesario para reflejar nuevos servicios, cambios en la legislación o en el entorno operativo.

Incorporar estas estrategias de seguros y protecciones no solo proporciona una red de seguridad financiera en caso de imprevistos sino que también transmite a los clientes un compromiso con la profesionalidad y la calidad del cuidado. Esto puede ser un diferenciador clave en el mercado competitivo de los servicios de cuidado y enfermería a domicilio.

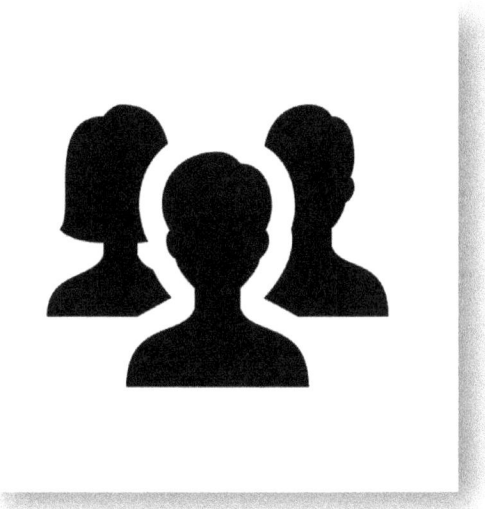

Tanto los cuidadores como los enfermeros desempeñan roles cruciales en el sistema de salud, especialmente en el ámbito del cuidado a domicilio. Sin embargo, sus roles y responsabilidades varían significativamente debido a las diferencias en formación, certificación y ámbito de práctica.

Lo que Pueden Hacer los Cuidadores

Los cuidadores suelen proporcionar apoyo básico y asistencia personal, que incluye:

- **Asistencia con Actividades Diarias:** Ayudar con el aseo personal, como bañarse, vestirse y comer.
- **Apoyo Doméstico:** Realizar tareas ligeras del hogar, como limpiar, cocinar, y hacer compras de comestibles.
- **Compañía:** Ofrecer compañía, participar en actividades recreativas, y promover la socialización.

- **Recordatorios de Medicación:** Recordar a los pacientes que tomen sus medicamentos, pero sin administrar medicación.

Lo que No Pueden Hacer los Cuidadores

- **Administración de Medicamentos:** Los cuidadores generalmente no están autorizados a administrar medicamentos, especialmente si requieren conocimientos médicos, como inyecciones o dosificación de medicamentos controlados.

- **Realizar Procedimientos Médicos:** No pueden realizar procedimientos médicos, como curación de heridas, manejo de equipos médicos especializados, o interpretación de signos vitales.

- **Verifique las leyes que aplique a su país o jurisdicción**

Lo que Pueden Hacer los Enfermeros

Los enfermeros, dependiendo de su nivel de licencia y certificación, pueden realizar tareas más avanzadas, incluyendo:

- **Evaluación Médica:** Realizar evaluaciones de salud, incluyendo la toma y la interpretación de signos vitales.

- **Administración de Medicamentos:** Administrar medicamentos, incluidas las inyecciones, y ajustar la medicación según sea necesario bajo la dirección de un médico.

- **Cuidado de Heridas:** Proporcionar cuidado avanzado de heridas, incluyendo vendajes, curas y monitoreo de signos de infección.

- **Educación para la Salud:** Educar a los pacientes y a sus familias sobre el manejo de enfermedades crónicas, medicación, y otras cuestiones de salud.

Lo que No Pueden Hacer los Enfermeros

- **Diagnósticos Médicos:** Aunque los enfermeros pueden evaluar a los pacientes y notar cambios en su condición, no están autorizados a hacer diagnósticos médicos; esa es una responsabilidad del médico.
- **Prescribir Medicación:** Salvo que sean enfermeros practicantes (en ciertas jurisdicciones que lo permiten bajo ciertas condiciones), los enfermeros no pueden prescribir medicamentos.
- **Verifique las leyes que aplique a su país o jurisdicción**

Consideraciones Generales

- **Cumplimiento Legal y Ético:** Tanto cuidadores como enfermeros deben operar dentro del marco legal y ético que define su práctica profesional, lo que puede variar significativamente de un lugar a otro.
- **Formación Continua:** Deben estar comprometidos con la formación continua para mantener sus conocimientos actualizados y proporcionar el mejor cuidado posible.
- **Trabajo en Equipo:** A menudo trabajan como parte de un equipo de atención médica, colaborando y comunicándose efectivamente con otros profesionales de la salud para garantizar una atención integral y coordinada al paciente.

Entender claramente las capacidades y limitaciones tanto de cuidadores como de enfermeros es fundamental para garantizar que los pacientes reciban el cuidado adecuado, respetando siempre las regulaciones y directrices profesionales.

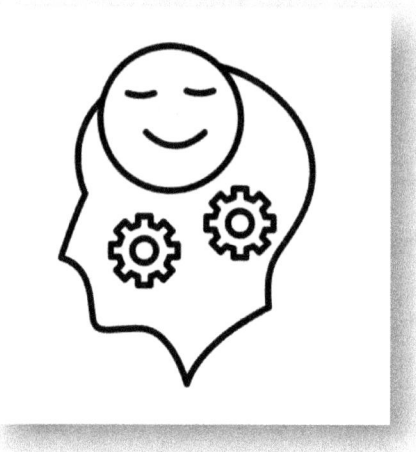

Cuidado Personal y Manejo del Estrés

Estrategias para el Manejo del Estrés y la Prevención del Agotamiento

El estrés y el agotamiento son desafíos significativos para los profesionales en el ámbito del cuidado y la enfermería, dada la naturaleza emocionalmente intensiva y físicamente exigente de su trabajo. Aquí algunas estrategias clave para manejar el estrés y prevenir el agotamiento:

- **Establecer Límites Claros**: Aprende a decir "no" y a establecer límites saludables entre el trabajo y la vida personal. Esto ayuda a evitar el sobreesfuerzo y permite tiempo para la recuperación y el descanso.

- **Técnicas de Relajación y Mindfulness**: Prácticas como la meditación, el yoga, y la respiración profunda pueden reducir significativamente los niveles de estrés y mejorar el bienestar emocional y físico.

- **Tiempo para Actividades Placenteras**: Dedica tiempo a hobbies y actividades que disfrutes fuera del trabajo. Esto no solo proporciona un escape necesario del estrés diario sino que también mejora la calidad de vida.

- **Ejercicio Regular**: La actividad física regular es un potente antídoto contra el estrés. Además de sus beneficios para la salud física, también mejora la salud mental y el estado de ánimo.
- **Soporte Social**: Mantén una red de apoyo sólida con amigos, familiares, y colegas. Compartir tus experiencias y preocupaciones puede proporcionar un gran alivio emocional y práctico.

La Importancia del Cuidado Personal en la Profesión de Cuidado y Enfermería

El cuidado personal no es un lujo, sino una necesidad para aquellos en la profesión de cuidado y enfermería. Priorizar el bienestar personal:

- **Mejora la Calidad del Cuidado al Paciente**: Un cuidador o enfermero bien descansado y emocionalmente equilibrado está en mejor posición para proporcionar atención de alta calidad.
- **Previene el Agotamiento Profesional**: El cuidado personal efectivo reduce el riesgo de agotamiento, lo que puede llevar a una reducción en la calidad del cuidado, el absentismo y la rotación laboral.
- **Promueve la Sostenibilidad de la Carrera**: Al cuidar de uno mismo, los profesionales de la salud pueden mantener una carrera larga y satisfactoria sin sacrificar su salud o bienestar.

Tareas por realizar

Marca solo lo que aplique a tu negocio.

Para organizar y manejar eficientemente tu agencia de cuidadores y enfermería a domicilio, es esencial establecer una lista de tareas clara. Aquí tienes un listado estructurado con elementos clave para considerar en la gestión diaria y a largo plazo de tu negocio:

Planificación y Establecimiento del Negocio

- [ ] Desarrollar un plan de negocio detallado.

- [ ] Elegir una estructura legal para tu negocio (por ejemplo, solo propietario, LLC).

- [ ] Registrar el nombre de tu negocio y obtener un Número de Identificación Patronal (EIN) si es necesario.

- [ ] Adquirir las licencias y permisos necesarios para operar legalmente.

- [ ] Establecer una cuenta bancaria comercial.

Finanzas y Contabilidad

- [ ] Configurar un sistema de contabilidad y facturación.

- [ ] Planificar el presupuesto inicial y los flujos de caja proyectados.

- [ ] Establecer el sistema de pago de impuestos trimestrales estimados.

- [ ] Revisar posibles deducciones fiscales y mantener registros de gastos.

Marketing y Promoción

- [ ] Desarrollar una estrategia de marketing y definir tu mercado objetivo.

- [ ] Crear material promocional, como folletos y tarjetas de visita.

- [ ] Lanzar un sitio web profesional y perfiles en redes sociales.

- [ ] Registrarse en directorios de cuidado de la salud locales y en línea.

Operaciones

- [ ] Establecer políticas y procedimientos operativos.

- [ ] Adquirir el equipo y los suministros necesarios para empezar.

- [ ] Desarrollar documentos estándar, como contratos de servicio y formularios de consentimiento.

- [ ] Implementar un sistema para programar citas y gestionar clientes.

Recursos Humanos

- [ ] Definir los roles y responsabilidades de tu equipo.

- [ ] Iniciar el proceso de reclutamiento y selección de personal.

- [ ] Desarrollar un programa de capacitación para empleados.

- [ ] Establecer un sistema de gestión del desempeño y retroalimentación.

Cuidado y Calidad del Servicio

- [ ] Implementar un sistema de seguimiento y evaluación de la calidad del cuidado.

- [ ] Establecer un protocolo para la gestión de quejas y retroalimentación de los clientes.

- [ ] Mantenerse actualizado con las últimas prácticas y tecnologías en el cuidado a domicilio.

- [ ] Planificar la educación continua y el desarrollo profesional para ti y tu equipo.

Seguridad y Cumplimiento

- [ ] Revisar y asegurar el cumplimiento con las regulaciones de salud y seguridad.

- [ ] Adquirir seguros adecuados para el negocio, los empleados y la responsabilidad profesional.

- [ ] Implementar políticas de privacidad y protección de datos para cumplir con la ley HIPAA y regulaciones locales.

Este listado de tareas proporciona una estructura básica para organizar y administrar las múltiples facetas de una agencia de cuidadores y enfermería a domicilio, asegurando que todos los aspectos críticos sean considerados y gestionados adecuadamente para el éxito y crecimiento sostenible del negocio.

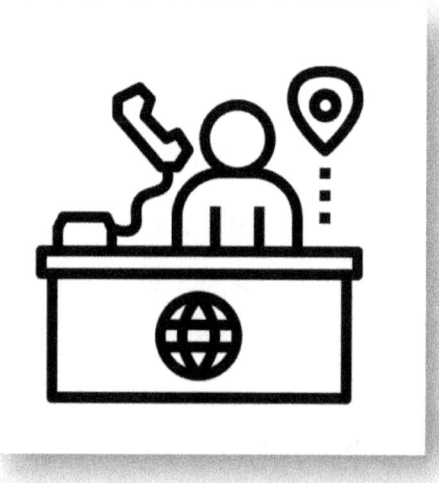

Listado de páginas y agencias

Para establecer y operar una agencia de cuidadores o enfermería de manera independiente en Puerto Rico, necesitarás navegar por varios procesos burocráticos y obtener ciertos permisos y números de identificación. A continuación, se presenta una lista de las páginas y organismos relevantes para solicitar estos permisos y el Número de Identificación Patronal (EIN), entre otros requisitos.

Número de Identificación Patronal (EIN)

- **Servicio de Rentas Internas (IRS)**
  - Sitio web: IRS EIN Online https://www.irs.gov/es/businesses/small-businesses-self-employed/employer-id-numbers
  - Descripción: Aquí puedes solicitar el EIN de manera gratuita, necesario para fines fiscales, contratación de empleados, apertura de cuentas bancarias de negocio, y más.

Registro de la Empresa

- **Departamento de Estado de Puerto Rico**
  - Sitio web: EstadoPR

    https://www.estado.pr.gov/
  - Descripción: En esta página puedes registrar tu negocio como una entidad legal en Puerto Rico, eligiendo la estructura que mejor se adapte a tu agencia (ej. LLC, corporación).

Licencias y Permisos de Salud

- **Departamento de Salud de Puerto Rico**
  - Sitio web: **Departamento de Salud**
  - https://www.salud.pr.gov

- o   Para obtener información actualizada y contactar directamente para guía específica sobre licencias en el sector salud.

Permisos de Operación Comercial (Uso de Permiso)

- **Oficina de Gerencia de Permisos (OGPe) - Permisos**
  - o   Sitio web: **OGPe**
  - o   https://www.permisos.ddec.pr.gov/

    Para obtener permisos de uso, endosos y otros permisos operativos necesarios para establecer y operar tu negocio legalmente en Puerto Rico.

Registro en el Departamento de Hacienda

- **Departamento de Hacienda de Puerto Rico**
  - o   Sitio web: Colecturía Virtual

    https://colecturiavirtual.hacienda.pr.gov/portal
  - o   Descripción: Esencial para registrar tu negocio para propósitos fiscales, gestionar el IVU (Impuesto sobre Ventas y Uso) y otros impuestos relacionados con la operación de tu negocio.

Registro para Contribuciones sobre Ingresos

- **Sistema Unificado de Rentas Internas (SURI)**
  - o   Sitio web: SURI

    https://suri.hacienda.pr.gov/
  - o   Descripción: Plataforma para gestionar las contribuciones sobre ingresos y cumplir con las obligaciones tributarias de tu negocio.

Inscripción en el Sistema de Administración de Seguridad y Salud en el Trabajo (SASHT)

- **Departamento del Trabajo y Recursos Humanos**
  - Sitio web: **Departamento del Trabajo y Recursos Humanos**

    https://www.trabajo.pr.gov/
  - Descripción: Para asegurar que cumples con las normativas de seguridad y salud en el trabajo, especialmente si planeas tener empleados.

Notas Importantes:

- La disponibilidad y funcionalidad de los sitios web pueden variar, y es posible que necesites visitar las oficinas físicas o realizar trámites por correo o teléfono en algunos casos.
- Es altamente recomendable **consultar con un contador o asesor legal** y un **gestor de permisos** especializado en Puerto Rico para asegurar el cumplimiento total con todas las regulaciones locales y federales.
- Este listado puede no ser exhaustivo, y pueden existir otros requisitos específicos según la naturaleza exacta de tu negocio y tu ubicación dentro de Puerto Rico.

Asegúrate de investigar detalladamente y seguir las guías actualizadas proporcionadas por cada entidad para un proceso de registro y licenciamiento exitoso.

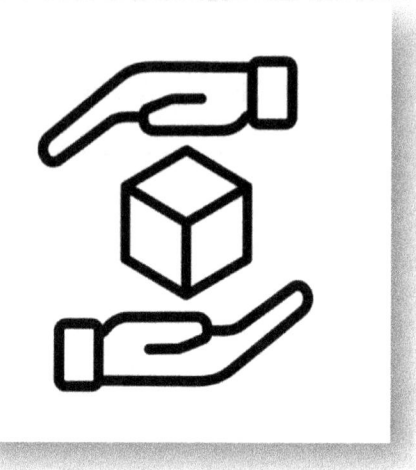

Lista de materiales de trabajo y gestión

La lista de materiales necesarios para una agencia de cuidadores o enfermería independiente varía según los servicios específicos ofrecidos, pero aquí hay una guía general para los elementos esenciales que podrían necesitarse. Esta lista está diseñada para cubrir una amplia gama de necesidades, desde el cuidado básico hasta servicios más especializados.

Materiales Básicos de Cuidado

1. **Guantes Desechables:** Para protección y control de infecciones.

2. **Mascarillas Faciales:** Para uso por enfermedades transmisibles y para protección contra COVID-19.

3. **Desinfectante de Manos:** Preferentemente con base de alcohol para higiene de manos rápida.

4. **Jabón Antiséptico:** Para el lavado de manos.

5. **Toallitas Desinfectantes:** Para limpiar superficies y equipos.

6. **Termómetro Digital:** Para chequeos regulares de temperatura.

7. **Tensiómetro y Estetoscopio:** Para controlar la presión arterial y realizar auscultaciones.
8. **Kit de Primeros Auxilios:** Con vendas, antisépticos, tiritas, etc.

Materiales para Cuidados Especiales

1. **Sábanas y Toallas Desechables:** Para la higiene y confort del paciente.
2. **Protectores de Cama Desechables:** Para pacientes con incontinencia.
3. **Equipo para Administración de Medicamentos:** Como dosificadores y dispensadores.
4. **Suministros para Cuidado de Heridas:** Incluyendo apósitos, cintas, y soluciones para limpieza.
5. **Equipos de Movilización:** Como andadores, bastones y sillas de ruedas.

Materiales de Administración y Documentación

1. **Formularios de Consentimiento y Documentación Médica:** Para registrar el cuidado y tratamiento.
2. **Agenda o Software de Programación:** Para organizar citas y visitas a domicilio.
3. **Computadora y Software de Gestión de Clientes:** Para mantener registros actualizados de los pacientes.
4. **Teléfono Móvil o Dispositivo de Comunicación:** Para mantenerse en contacto con pacientes y familiares.
5. **Impresora y Papel:** Para imprimir documentación y registros de cuidado.

Equipamiento de Emergencia

1. **Oxímetro de Pulso:** Para medir la saturación de oxígeno y la frecuencia del pulso.

2. **Desfibrilador Externo Automático (DEA):** En caso de emergencias cardíacas (según las regulaciones y el nivel de cuidado ofrecido).

3. **Mochila de Emergencia:** Equipada con suministros esenciales de primeros auxilios y emergencia.

Materiales Educativos y de Capacitación

1. **Literatura de Salud y Cuidado:** Guías y libros para formación continua.

2. **Acceso a Cursos Online:** Para actualización profesional y especialización.

Recomendaciones Adicionales

- **Personalización de los Materiales:** Ajusta la lista según las necesidades específicas de tus clientes y los servicios que ofreces.

- **Calidad y Normativas:** Asegúrate de que todos los materiales cumplan con las normativas locales de salud y seguridad.

- **Gestión de Inventario:** Mantén un registro detallado de los materiales, su uso y necesidades de reposición.

Considera esta lista como un punto de partida. Es importante adaptarla y expandirla basándose en la retroalimentación de clientes y empleados, así como en las tendencias emergentes en el cuidado de la salud a domicilio.

Protocolo de Emergencia para Situaciones Inesperadas

Evaluación Inicial de la Situación

- **Identificación:** Determinar rápidamente la naturaleza de la emergencia (médica, seguridad, natural, etc.).

- **Seguridad:** Asegurar la seguridad del cuidador/enfermero y del paciente. Si es una emergencia médica, evaluar la conciencia, la respiración y la circulación del paciente.

Activación del Protocolo

- **Comunicación Inmediata:** Contactar a los servicios de emergencia locales (911 o equivalente) si la situación lo requiere, proporcionando detalles claros sobre la ubicación, la naturaleza de la emergencia, y la condición del paciente.
- **Notificación Interna:** Informar a la agencia de cuidados/enfermería sobre la emergencia, siguiendo los canales de comunicación establecidos.

Asistencia y Primeros Auxilios

- **Primeros Auxilios:** Proporcionar los primeros auxilios básicos según la capacitación recibida y solo hasta que llegue la ayuda profesional, si es seguro hacerlo.
- **Mantener la Calma:** Intentar mantener la calma y tranquilizar al paciente y a los familiares presentes.

Documentación y Reporte

- **Registro Detallado:** Anotar todos los detalles relevantes de la emergencia y las acciones tomadas, incluyendo la hora de los eventos, la naturaleza de la emergencia, los primeros auxilios proporcionados y la respuesta de los servicios de emergencia.
- **Reporte Interno:** Completar un informe de incidente según los procedimientos de la agencia y presentarlo a la gerencia lo antes posible.

Seguimiento

- **Revisión del Incidente:** La gerencia debe revisar el incidente y la respuesta dada para identificar posibles mejoras en el protocolo de emergencia.
- **Soporte al Personal y al Paciente:** Proporcionar apoyo emocional y psicológico al personal y al paciente afectado, incluyendo acceso a servicios de consejería si es necesario.

Capacitación y Mejora Continua

- **Capacitación Regular:** Realizar capacitaciones regulares sobre respuesta a emergencias y primeros auxilios para todo el personal.

- **Actualización del Protocolo:** Revisar y actualizar periódicamente el protocolo de emergencia para reflejar las mejores prácticas y las lecciones aprendidas de incidentes anteriores

Información de Contacto Importante

- Mantener una lista actualizada de contactos de emergencia, incluyendo servicios de emergencia locales, contactos de familiares del paciente, y números internos relevantes de la agencia.

Consideraciones Adicionales

- **Equipamiento de Emergencia:** Asegurarse de que el personal tenga acceso rápido a kits de primeros auxilios actualizados y a cualquier otro equipo de emergencia específico necesario.

- **Entorno Seguro:** Regularmente evaluar el entorno del paciente para identificar y mitigar potenciales riesgos para la seguridad.

Este protocolo sirve como guía general. Es importante personalizarlo según las necesidades específicas de los pacientes y las regulaciones locales. Mantener a todo el personal bien capacitado y asegurarse de que los protocolos sean conocidos y accesibles puede marcar la diferencia en la capacidad de respuesta efectiva ante emergencias.

Plan de Servicios de Cuidado Durante la Estadía Hospitalaria

Evaluación y Planificación Inicial

- **Reunión con la Familia y el Paciente:** Antes de la hospitalización, si es posible, para entender las necesidades y expectativas del paciente.
- **Coordinación con el Equipo Médico:** Establecer una comunicación clara con el equipo médico del hospital para

comprender el plan de cuidado médico y cómo complementarlo adecuadamente.

Servicios de Cuidado Personal

- **Asistencia Personal:** Ayuda con actividades de la vida diaria que el paciente pueda tener dificultades para realizar solo, como alimentación, higiene personal y movilidad.
- **Monitoreo de la Salud:** Supervisar los signos vitales y el bienestar del paciente, comunicando cualquier cambio al personal médico.

Apoyo Emocional y Compañía

- **Compañía:** Estar presente para ofrecer apoyo emocional, reduciendo la ansiedad y el estrés del paciente debido a la hospitalización.
- **Actividades de Entretenimiento:** Leer, conversar, o realizar otras actividades que el paciente disfrute y sean aprobadas por el equipo médico.

Comunicación entre el Hospital y la Familia

- **Actualizaciones Regulares:** Proporcionar actualizaciones periódicas a la familia sobre el estado y progreso del paciente.
- **Servir de Enlace:** Actuar como intermediario entre la familia y el equipo médico cuando sea necesario.

Administración de Medicación y Tratamientos

- **Soporte en Medicación:** Asegurarse de que el paciente tome sus medicamentos según las prescripciones, en coordinación con el personal de enfermería del hospital.

- **Asistencia con Tratamientos:** Ayudar al paciente con cualquier tratamiento no médico recomendado por el personal de salud.

Logística y Tareas Administrativas

- **Gestión de Necesidades Personales:** Asegurarse de que el paciente tenga artículos personales necesarios y confortables durante su estancia.
- **Documentación:** Mantener registros detallados de todas las actividades de cuidado, observaciones de salud y comunicaciones con la familia y el equipo médico.

Preparación para el Alta

- **Planificación del Alta:** Coordinar con el equipo médico y la familia para preparar todo lo necesario para el alta del paciente, incluyendo la organización del transporte y la preparación del hogar.
- **Instrucciones de Cuidado Post-Alta:** Asegurarse de que el paciente y la familia comprendan cualquier instrucción de cuidado post-alta proporcionada por el equipo médico.

Seguimiento Post-Alta

- **Visitas de Seguimiento:** Organizar visitas de seguimiento en el hogar, si es parte de los servicios ofrecidos, para asegurar una transición suave y apoyar la recuperación del paciente.

Implementación y Capacitación

- **Capacitación Específica:** Asegurarse de que los cuidadores y enfermeros tengan formación específica en cuidado

hospitalario y estén familiarizados con el entorno hospitalario y los protocolos.
- **Evaluación Continua:** Realizar evaluaciones regulares del plan de servicios para adaptarlo a las cambiantes necesidades del paciente.

Este plan de servicios está diseñado para asegurar que el paciente reciba un cuidado integral y personalizado durante su estancia en el hospital, complementando el cuidado médico profesional y apoyando tanto al paciente como a su familia en un momento potencialmente difícil.

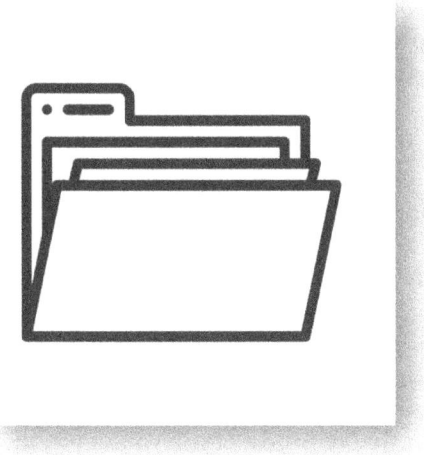

Documentos Necesarios para la Carpeta de Trabajo

Información Básica del Paciente

- **Ficha de Datos Personales:** Nombre, dirección, fecha de nacimiento, información de contacto.
- **Contactos de Emergencia:** Nombres, relaciones, y números de teléfono.
- **Información del Médico Tratante:** Nombre, especialidad, información de contacto.

Documentación Médica y de Salud

- **Historial Médico:** Resumen de condiciones médicas, alergias, medicamentos actuales.

- **Planes de Cuidado Médico:** Instrucciones específicas del médico o el equipo de salud.

- **Registros de Medicación:** Para seguimiento de medicaciones administradas.

- **Informes de Progreso:** Notas sobre la condición del paciente, cambios en su salud y cualquier incidente.

Consentimientos y Autorizaciones

- **Consentimiento Informado:** Para tratamientos y procedimientos específicos.

- **Autorización para el Intercambio de Información:** Permite compartir información médica con otros proveedores de cuidados de salud según sea necesario.

- **Acuerdo de Servicios:** Detalles de los servicios que se proporcionarán, tarifas y políticas de cancelación.

Planes de Cuidado Personalizados

- **Evaluación de Necesidades:** Evaluación inicial y continuada de las necesidades del paciente.

- **Plan de Cuidado Personalizado:** Objetivos específicos de cuidado, actividades planificadas, horarios de visitas.

Documentación Legal y Financiera

- **Contrato de Servicios:** Acuerdo legal entre la agencia y el paciente o su representante legal.

- **Registros de Facturación y Pago:** Detalles de los pagos realizados y pendientes.

Protocolos de Emergencia

- **Plan de Acción de Emergencia:** Procedimientos específicos en caso de emergencia médica o de otro tipo.
- **Información de DNR (Do Not Resuscitate):** Si aplica, documentación que especifica los deseos del paciente respecto a medidas de resucitación.

Organización de la Carpeta

- **Portada:** Identificación clara del paciente y datos de contacto esenciales.
- **Índice:** Para facilitar el acceso rápido a las secciones específicas.
- **Secciones Divididas:** Utilizar separadores para organizar la carpeta en secciones claramente marcadas.
- **Protección de Documentos:** Usar fundas plásticas para proteger documentos importantes y evitar su deterioro.
- **Versión Electrónica:** Considerar mantener una versión digital de la carpeta para tener un respaldo y facilitar la actualización de los documentos.
- **Confidencialidad:** Asegurarse de que la carpeta y cualquier copia digital se mantengan en un lugar seguro para proteger la privacidad del paciente.

Mantenimiento y Revisión

- **Revisión Regular:** Actualizar la carpeta con nueva información médica, cambios en la medicación o ajustes en el plan de cuidado.
- **Auditorías Periódicas:** Realizar revisiones periódicas para asegurar que la documentación esté completa y actualizada.

La organización meticulosa de la carpeta de trabajo es fundamental para proporcionar cuidados de alta calidad y asegurar una comunicación eficaz entre todos los involucrados en el cuidado del paciente. Además, facilita el cumplimiento de las regulaciones y mejora la eficiencia operativa de la agencia de cuidados o enfermería.

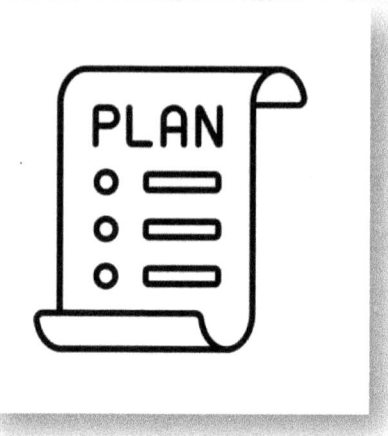

Estructura de plan de negocio

Crear un plan de negocio robusto es esencial para cualquier cuidador o enfermero que busque ofrecer sus servicios de manera profesional e independiente. A continuación, se presenta una estructura detallada para desarrollar dicho plan, diseñado para guiar el establecimiento y crecimiento de tu práctica de cuidadores o enfermería.

Resumen Ejecutivo

- **Descripción del Negocio:** Breve introducción a los servicios ofrecidos, enfocándose en la propuesta de valor única.
- **Objetivos:** Metas claras y concisas que se esperan alcanzar a corto y largo plazo.
- **Misión y Visión:** La razón de ser de la práctica y la visión futura.
- **Datos Fundamentales:** Ubicación, estructura legal, y breve historia de cómo se originó la idea.

Descripción del Negocio

- **Servicios Ofrecidos:** Descripción detallada de los servicios de cuidado o enfermería que se proporcionarán.

- **Necesidad de Mercado:** Análisis de las necesidades del mercado que la práctica busca satisfacer.
- **Público Objetivo:** Identificación y caracterización del público objetivo.
- **Diferenciadores:** Qué distingue a esta práctica de otras opciones disponibles.

Análisis de Mercado

- **Análisis de la Industria:** Tendencias actuales en el cuidado a domicilio y la enfermería.
- **Competencia:** Análisis de los competidores existentes y potenciales, incluyendo una evaluación de sus fortalezas y debilidades.
- **Oportunidades y Desafíos:** Identificación de oportunidades de mercado y posibles desafíos.

Estrategia de Marketing

- **Posicionamiento:** Cómo se posicionará la práctica en el mercado.
- **Estrategias de Precio:** Definición de la estructura de precios.
- **Promoción y Publicidad:** Canales y métodos para promocionar los servicios.
- **Plan de Ventas:** Estrategias para alcanzar a los clientes potenciales y convertirlos en clientes reales.

Plan Operativo

- **Ubicación y Facilidades:** Detalles sobre dónde se realizarán los servicios y cualquier infraestructura necesaria.
- **Proceso de Prestación de Servicios:** Cómo se entregarán los servicios de manera eficiente y efectiva.
- **Necesidades de Personal:** Planificación de las necesidades de reclutamiento, capacitación y gestión del personal.

Estructura Organizacional

- **Equipo de Gestión:** Descripción de los miembros clave del equipo y sus responsabilidades.

- **Estructura Legal:** Forma legal del negocio y justificación de esta elección.

- **Asesores Externos:** Contadores, abogados, o consultores que apoyarán al negocio.

Plan Financiero

- **Proyecciones de Ingresos y Gastos:** Estimaciones financieras para los primeros años de operación.

- **Análisis de Punto de Equilibrio:** Cálculo de cuándo se espera que el negocio alcance el punto de equilibrio.

- **Necesidades de Financiación:** Fondos requeridos para iniciar y operar el negocio, y cómo se planea obtenerlos.

Apéndices

- **Documentos de Apoyo:** Cualquier dato, gráfico, o documento que respalde el plan de negocio.

- **Material de Marketing:** Ejemplos de material promocional o de marketing.

- **Resúmenes de Investigación de Mercado:** Datos completos de cualquier investigación de mercado realizada.

Este plan de negocio debería servir como una hoja de ruta clara para iniciar tu práctica de cuidadores o enfermería por servicios profesionales, proporcionando una estructura detallada para cada aspecto crucial del negocio, desde la planificación inicial hasta la estrategia de crecimiento a largo plazo.

Destacando en el Cuidado

Destacar en el ámbito del cuidado, ya sea como cuidador individual o como agencia de cuidadores/enfermería, requiere una combinación de competencia profesional, habilidades interpersonales excepcionales y una dedicación inquebrantable al bienestar del paciente. A continuación, se presentan estrategias clave para sobresalir en este campo vital y altamente competitivo.

Personalización del Cuidado

- **Atención Personalizada:** Conoce a cada paciente a profundidad, adaptando los cuidados a sus necesidades, preferencias y historia personal. Esto incluye comprender sus intereses, rutinas diarias y desafíos específicos.

- **Planes de Cuidado Individualizados:** Desarrolla y ajusta constantemente planes de cuidado que reflejen los cambios en el estado de salud y las preferencias del paciente.

Competencia Profesional y Formación Continua

- **Capacitación Avanzada:** Mantente al día con las últimas prácticas en el campo del cuidado y la enfermería a través de cursos y certificaciones.

- **Especialización:** Considera especializarte en áreas con alta demanda, como el cuidado de pacientes con demencia, cuidados paliativos o rehabilitación, para mejorar tu oferta de servicios.

Comunicación Efectiva

- **Habilidades de Comunicación:** Desarrolla habilidades para comunicarte efectivamente con pacientes, familiares y profesionales de la salud, adaptando tu estilo de comunicación a las necesidades del receptor.

- **Escucha Activa:** Asegúrate de escuchar y validar los sentimientos y preocupaciones del paciente y sus familiares, fomentando una atmósfera de confianza y respeto.

Uso de Tecnología

- **Herramientas Digitales:** Utiliza la tecnología para mejorar la calidad del cuidado, como aplicaciones para el seguimiento de la salud, telemedicina y sistemas de gestión de pacientes, para mejorar la eficiencia y efectividad de los servicios proporcionados.

Empatía y Sensibilidad

- **Conexión Personal:** Construye una relación genuina con cada paciente, mostrando empatía y sensibilidad hacia su situación. Ser capaz de ponerse en el lugar del paciente y entender su perspectiva es fundamental para un cuidado compasivo.

Ética Profesional

- **Confidencialidad y Respeto:** Mantén la confidencialidad de la información del paciente y muestra respeto por sus derechos y dignidad en todo momento.

- **Integridad:** Actúa siempre con integridad, asegurándote de que todas las acciones y decisiones estén en el mejor interés del paciente.

Proactividad y Solución de Problemas

- **Anticipación a Necesidades:** Sé proactivo en anticipar y abordar las necesidades del paciente antes de que se conviertan en problemas.
- **Solución Creativa de Problemas:** Desarrolla soluciones creativas y efectivas para los desafíos que surgen, adaptándote a las circunstancias cambiantes.

Construcción de una Red de Apoyo

- **Colaboración con Profesionales:** Establece y mantiene relaciones sólidas con otros profesionales de la salud, lo que puede facilitar referencias y apoyo mutuo.
- **Apoyo a Familias:** Ofrece recursos, educación y apoyo emocional a las familias de los pacientes, ayudándoles a navegar por el sistema de salud y tomar decisiones informadas.

Destacar en el cuidado requiere un compromiso continuo con la excelencia, la adaptabilidad y una profunda compasión por el bienestar de los pacientes. Al integrar estas estrategias en tu práctica diaria, no solo mejorarás la calidad del cuidado que proporcionas, sino que también establecerás una reputación sólida como un proveedor de cuidado excepcional en tu comunidad.

El empoderamiento personal

El empoderamiento personal es fundamental para los emprendedores en el campo del cuidado y la enfermería, ya que enfrentan desafíos únicos, desde la gestión del estrés hasta la toma de decisiones críticas y el mantenimiento de altos estándares de cuidado. Aquí te presento hábitos de empoderamiento diseñados para fortalecer su resiliencia, fomentar el crecimiento personal y profesional, y promover el éxito sostenible de su negocio.

SMART

Establecer Objetivos Claros y Alcanzables

Planificación: Dedica tiempo regularmente para establecer objetivos claros, tanto a corto como a largo plazo, para tu negocio y desarrollo personal. Asegúrate de que sean específicos, medibles, alcanzables, relevantes y temporales (SMART).

Revisión Continua: Revisa y ajusta tus objetivos periódicamente para reflejar el crecimiento y los cambios en tu entorno de negocio.

Establecer objetivos claros y alcanzables es un pilar fundamental para el éxito tanto en la vida personal como en la empresarial. Dedicar tiempo regularmente para definir estos objetivos permite a los emprendedores en el cuidado y la enfermería trazar un camino claro hacia dónde quieren dirigir sus esfuerzos. Los objetivos deben ser SMART, es decir, específicos para proporcionar una guía clara de lo que se desea lograr; medibles para poder evaluar el progreso; alcanzables para ser realistas y motivadores; relevantes para asegurar que estén alineados con las visiones y metas generales; y temporales, con una fecha límite definida que impulse a la acción. Esta metodología ayuda a enfocar los recursos y energías de manera efectiva, promoviendo un sentido de dirección y propósito.

La revisión continua de estos objetivos es igualmente importante. El mundo del cuidado de la salud y la enfermería, al igual que el ámbito empresarial, está en constante cambio, influenciado por avances tecnológicos, tendencias del mercado y la evolución de las necesidades de los pacientes. Por ello, revisar y ajustar los objetivos de manera periódica es esencial. Esta práctica permite a los emprendedores adaptarse a los cambios del entorno, aprovechar nuevas oportunidades y enfrentar desafíos de manera proactiva. Es un proceso que refleja el crecimiento personal y profesional, asegurando que los objetivos permanezcan relevantes y alineados con la misión y visión a largo plazo del negocio.

El marco SMART es una herramienta eficaz para establecer objetivos claros y alcanzables en cualquier ámbito de la vida, incluido el profesional. SMART es un acrónimo que describe las características esenciales que debe tener un objetivo bien planteado.

Aquí se desglosa cada elemento del marco SMART:

Específico (Specific)

> Un objetivo específico es claro y directo, lo que elimina la ambigüedad sobre lo que se busca alcanzar. Debe contestar las preguntas fundamentales de qué, quién, dónde y por qué para proporcionar una guía detallada de las acciones necesarias.

Medible (Measurable)

> Para que un objetivo sea efectivo, debe ser medible. Esto significa que se pueden identificar criterios concretos para medir el progreso hacia su consecución. Saber si te estás acercando al objetivo o si lo has alcanzado permite mantener la motivación y ajustar las estrategias según sea necesario.

Alcanzable (Achievable)

> Los objetivos deben ser realistas y alcanzables dentro de los recursos, el tiempo y las limitaciones conocidas. Establecer objetivos demasiado ambiciosos puede resultar en frustración y desmotivación, mientras que objetivos realistas promueven el sentido de logro y el progreso continuo.

Relevante (Relevant)

> Un objetivo relevante tiene importancia y está alineado con las metas y valores más amplios, ya sean personales, profesionales o empresariales. Asegura que el esfuerzo invertido en alcanzar el objetivo contribuye de manera significativa a los objetivos a largo plazo.

Temporal (Time-bound)

Finalmente, un objetivo debe tener un marco temporal claro, lo que implica establecer una fecha límite para su logro. Esto crea un sentido de urgencia que puede actuar como motivación. Además, permite planificar y gestionar el tiempo y los recursos de manera más efectiva.

Aplicación del Marco SMART

Aplicar el marco SMART al establecer objetivos ayuda a clarificar las intenciones, mejorar las probabilidades de éxito y medir el progreso de manera efectiva. Por ejemplo, en lugar de tener el objetivo vago de "quiero crecer mi negocio de cuidados de salud", un objetivo SMART podría ser "quiero incrementar la base de clientes en un 20% en los próximos 12 meses a través de una campaña de marketing digital dirigida y la expansión de servicios en dos nuevas áreas geográficas". Este último objetivo cumple con todos los criterios SMART, haciendo que el camino hacia su logro sea claro y trazable.

Cultivar una Mentalidad de Crecimiento

- **Aprendizaje Continuo:** Dedica tiempo cada semana a aprender algo nuevo relacionado con tu campo o gestión empresarial. Esto puede incluir desde técnicas de cuidado hasta estrategias de marketing.

- **Resiliencia:** Ve los fracasos y los errores como oportunidades para aprender y crecer. Acepta el feedback constructivo y úsalo para mejorar.

Priorizar el Autocuidado

- **Bienestar Físico:** Mantén hábitos saludables de alimentación, ejercicio y sueño. El bienestar físico es esencial para mantener la energía y el enfoque necesarios para el emprendimiento.

- **Salud Mental:** Practica técnicas de reducción del estrés como la meditación, el mindfulness o el yoga. No dudes en buscar apoyo profesional cuando lo necesites.

Fomentar Relaciones y Redes de Apoyo

- **Comunidad Profesional:** Construye y mantiene una red de colegas, mentores y asesores. Participa en eventos de la industria y únete a asociaciones profesionales.
- **Apoyo Personal:** Cultiva relaciones fuertes con amigos y familiares que entiendan y apoyen tus ambiciones y desafíos como emprendedor.

Mejorar la Gestión del Tiempo y la Productividad

- **Priorización:** Aprende a priorizar tareas basándote en su importancia y urgencia. Utiliza herramientas de gestión de proyectos y técnicas como la matriz de Eisenhower para organizar tu día.
- **Delegación Efectiva:** Delega tareas que otros pueden hacer, permitiéndote concentrarte en actividades que requieren tu experiencia única o que impulsan el crecimiento del negocio.

Mantener una Comunicación Efectiva

- **Habilidades de Comunicación:** Desarrolla habilidades de comunicación clara y efectiva, tanto oral como escrita. Esto es crucial para liderar tu equipo, negociar con proveedores y comunicarte con clientes.
- **Escucha Activa:** Practica la escucha activa con clientes, empleados y colegas para entender mejor sus necesidades y perspectivas.

Practicar la Gratitud y la Positividad

- **Diario de Gratitud:** Toma un momento cada día para reflexionar sobre lo que estás agradecido. Esto puede mejorar tu estado de ánimo y perspectiva general.
- **Enfoque Positivo:** Enfócate en soluciones en lugar de problemas y mantén una actitud positiva ante los desafíos.

Practicar la gratitud y la positividad es un hábito poderoso que puede transformar no solo la percepción personal del mundo sino también cómo interactuamos con los desafíos y oportunidades en nuestra vida profesional y personal. Este enfoque no ignora los problemas o dificultades, sino que cambia el enfoque hacia lo que funciona bien y lo que se tiene, generando una base sólida de resiliencia y optimismo.

Diario de Gratitud

Mantener un diario de gratitud implica dedicar tiempo cada día para reflexionar y anotar cosas por las que estás agradecido. Pueden ser experiencias significativas o placeres simples de la vida cotidiana. Este hábito ayuda a centrar la mente en los aspectos positivos, aumentando la conciencia sobre los buenos momentos y fortaleciendo la capacidad de apreciar lo que se tiene. La práctica regular de la gratitud se ha asociado con mejoras en el estado de ánimo, la reducción del estrés y una perspectiva más positiva de la vida. Además, fomenta un mayor nivel de satisfacción con la vida y fortalece las relaciones personales y profesionales.

Enfoque Positivo

Adoptar un enfoque positivo frente a los desafíos implica enfocarse en encontrar soluciones y oportunidades de crecimiento en lugar de detenerse exclusivamente en los aspectos negativos de una situación. Esta actitud no niega la existencia de problemas, sino que promueve una mentalidad de resiliencia y apertura para enfrentarlos de manera constructiva. Al mantener una actitud positiva, los emprendedores pueden inspirar a su equipo, atraer colaboraciones fructíferas y manejar de mejor manera el estrés inherente al liderazgo de un negocio. Este enfoque también ayuda a fomentar un ambiente de trabajo motivador y creativo, donde los desafíos son vistos como escalones hacia el crecimiento y la innovación.

En conjunto, el diario de gratitud y el enfoque positivo son herramientas efectivas para construir una mentalidad empoderada y resiliente. Para los emprendedores, especialmente en campos tan desafiantes como el cuidado y la enfermería, estas prácticas pueden ser un soporte crucial para el bienestar personal y el éxito profesional. Al cultivar deliberadamente la gratitud y la positividad, los emprendedores pueden mejorar su calidad de vida, afrontar los desafíos con mayor serenidad y liderar sus negocios hacia el éxito de manera más equilibrada y sostenible.

Ejercitar la Flexibilidad y Adaptabilidad

- **Mentalidad Abierta:** Esté abierto a nuevas ideas y enfoques, y esté dispuesto a adaptar tu negocio a medida que el mercado y la tecnología evolucionan.

- **Preparación para el Cambio:** Desarrolla planes de contingencia para posibles desafíos o cambios en el entorno de tu negocio.

Adoptar estos hábitos de empoderamiento puede ayudarte a construir una base sólida para el éxito personal y profesional. Recuerda, el empoderamiento comienza contigo: creer en tu capacidad para superar obstáculos y alcanzar tus metas es el primer paso hacia la realización de tus ambiciones como emprendedor en el cuidado y la enfermería.

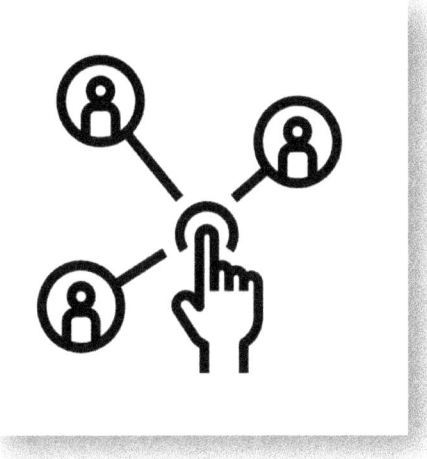

Desarrollo y mantenimiento de la red de contactos

El desarrollo y mantenimiento de una red de contactos son vitales para el éxito de los emprendedores, especialmente en el ámbito de servicios profesionales. Una red sólida puede abrir puertas a nuevas oportunidades, facilitar el acceso a recursos valiosos y ofrecer soporte en momentos críticos.

Estrategias para Desarrollar tu Red de Contactos

Asistencia a Eventos y Conferencias

- Participa en eventos de la industria, conferencias, y talleres tanto como sea posible. Estos son excelentes lugares para conocer a otros profesionales con intereses similares. Prioriza aquellos eventos que ofrezcan oportunidades de networking y considera participar como orador o voluntario para ganar visibilidad.

- Conocimiento y Aprendizaje

  Los eventos de la industria y conferencias son a menudo el escenario donde se presentan innovaciones, investigaciones y estudios de caso. Participar en estos eventos te mantiene actualizado sobre las prácticas más recientes y te puede dar ideas sobre cómo mejorar tus propios servicios o productos.

- Oportunidades de Networking

  Estos eventos reúnen a personas de diferentes áreas de tu industria, desde novatos hasta veteranos, creando un ambiente rico para el intercambio de ideas y experiencias. Las conexiones que haces aquí pueden llevar a colaboraciones futuras, mentorías, o incluso nuevas oportunidades de negocio.

- Visibilidad y Reconocimiento

  Al participar como orador o voluntario en estos eventos, aumentas significativamente tu visibilidad dentro de la comunidad. Presentar una charla o taller no solo establece tu autoridad en un tema específico, sino que también pone tu nombre y tu marca en el centro de atención. Como voluntario, demuestras tu compromiso con la industria y tu disposición para apoyar a la comunidad profesional, lo que puede aumentar tu reputación y reconocimiento.

- Consejos para Maximizar la Experiencia

  Preparación: Antes del evento, revisa la agenda y marca las sesiones que más te interesan o las que ofrecen la mayor oportunidad de networking. Si es posible, investiga a los oradores y asistentes con los que te gustaría conectar.

- **Objetivos Claros:** Define qué quieres lograr al asistir a estos eventos. ¿Es aprender sobre una nueva tendencia, conocer a posibles clientes, o establecer contacto con potenciales mentores? Tener objetivos claros te ayudará a enfocar tus esfuerzos.

- **Material de Presentación:** Si participas como orador, asegúrate de que tu presentación sea atractiva, informativa y bien estructurada. Como asistente, tener tarjetas de presentación o un pequeño folleto sobre tus servicios puede facilitar el intercambio de información.

- **Seguimiento:** Después del evento, realiza un seguimiento con las personas que conociste. Un correo electrónico corto, una solicitud de conexión en LinkedIn o incluso una llamada pueden ayudar a fortalecer las relaciones recién formadas.

Uso de Plataformas de Networking Online

- Plataformas como LinkedIn son herramientas poderosas para construir y expandir tu red profesional. Mantén tu perfil actualizado, participa en discusiones relevantes y únete a grupos de tu industria para aumentar tu visibilidad y conectar con otros profesionales.

  Las plataformas de redes profesionales, como LinkedIn, son esenciales para cualquier emprendedor que busque expandir su red de contactos. Ofrecen una serie de oportunidades para interactuar con profesionales de todo el mundo, compartir conocimientos y establecer relaciones valiosas. Aquí se detalla cómo utilizar estas plataformas de manera efectiva:

- **Mantén tu Perfil Actualizado**

  Tu perfil en LinkedIn actúa como tu carta de presentación digital. Debe reflejar tu experiencia profesional actual, tus habilidades y tus logros. Asegúrate de que toda la información esté al día e incluye una foto profesional para aumentar la confianza y el reconocimiento. Un perfil completo y actualizado mejora tu visibilidad en las búsquedas dentro de la plataforma y hace que sea más probable que otros profesionales se conecten contigo.

- **Participa en Discusiones Relevantes**

  LinkedIn y otras plataformas similares albergan una gran cantidad de discusiones y foros centrados en temas específicos de la industria. Participar activamente en estas discusiones puede demostrar tu conocimiento y experiencia en tu campo. Aporta valor a las conversaciones compartiendo tus perspectivas únicas, respondiendo preguntas y ofreciendo soluciones. Esto no solo aumenta tu visibilidad sino que también establece tu reputación como un pensador líder y un recurso valioso en tu industria.

- **Únete a Grupos de tu Industria**

  Las plataformas profesionales ofrecen grupos centrados en intereses específicos, desde áreas generales de la industria hasta nichos muy especializados. Unirte a grupos relevantes para tu campo te permite acceder a una comunidad de profesionales con intereses similares. Participa regularmente en estas comunidades para mantenerse al tanto de las últimas tendencias, compartir tus experiencias y aprender de otros. Los grupos son también un excelente lugar para hacer preguntas y buscar consejos, fortaleciendo así tu red de apoyo profesional.

- **Aumenta tu Visibilidad**

  Publicar contenido original o compartir artículos interesantes relacionados con tu campo puede aumentar significativamente tu visibilidad en la plataforma. Esto puede incluir artículos de blog, estudios de caso, reflexiones sobre tendencias de la industria o incluso logros personales y de tu empresa. Asegúrate de que tu contenido sea informativo, relevante y valioso para tus conexiones y grupos. Recibir y dar recomendaciones y endosos también puede mejorar tu credibilidad y visibilidad.

- **Conectar con Otros Profesionales**

  No dudes en enviar solicitudes de conexión a personas que consideres que pueden ser valiosas para tu red profesional, ya sean colegas de la industria, líderes de pensamiento o potenciales clientes. Personaliza tus invitaciones con un breve mensaje sobre por qué te gustaría conectar, lo que puede aumentar significativamente las tasas de aceptación.

Utilizando plataformas como LinkedIn de manera estratégica y activa, puedes expandir tu red profesional de manera significativa. Esto no solo te proporciona acceso a nuevas oportunidades y conocimientos sino que también te posiciona como un profesional activo y comprometido en tu campo.

Creación de Contenido de Valor

- Compartir conocimientos y experiencias a través de blogs, videos o podcasts no solo establece tu autoridad en la industria, sino que también atrae a personas interesadas en tu campo de trabajo. Esto puede llevar a conexiones significativas con colegas y potenciales clientes.

  La creación de contenido de valor es una estrategia poderosa para emprendedores que buscan establecer su autoridad en una industria y ampliar su red profesional. Al compartir conocimientos y experiencias relevantes a través de diversos medios como blogs, videos o podcasts, los emprendedores pueden ofrecer insights valiosos, consejos prácticos y perspectivas únicas que resuenen con su audiencia. A continuación, se detalla cómo esta práctica contribuye al crecimiento profesional y al networking:

- **Establece Autoridad y Credibilidad**

  Publicar contenido bien investigado y articulado sobre temas relevantes en tu campo demuestra tu experiencia y conocimiento. Esto no solo refuerza tu reputación como una autoridad en tu especialidad sino que también aumenta la confianza en tus servicios o productos. Con el tiempo, te conviertes en un punto de referencia para información de calidad dentro de tu industria.

- **Amplía tu Alcance**

  Al compartir tu contenido en línea, trasciendes las limitaciones geográficas, llegando a una audiencia global interesada en tu campo de trabajo. Esto es particularmente valioso en industrias especializadas, donde el público objetivo puede estar disperso. Plataformas como LinkedIn, YouTube y blogs personales o corporativos pueden servir como canales para difundir tu mensaje.

- **Fomenta la Interacción y el Diálogo**

  El contenido de calidad invita a la interacción, ya sea en forma de comentarios, preguntas o discusiones. Esto facilita el diálogo directo con colegas, clientes potenciales y líderes de pensamiento en tu industria. Además, alentar la participación y responder a los comentarios puede ayudar a fortalecer las relaciones y fomentar una comunidad en línea activa alrededor de tu marca o perfil profesional.

Genera Oportunidades de Networking

Al posicionarte como un experto a través de tu contenido, es más probable que otros profesionales busquen conectarse contigo. Esto puede abrir puertas a colaboraciones, asociaciones estratégicas, oportunidades de mentoría y, potencialmente, nuevos negocios. Además, el contenido de calidad a menudo se comparte, aumentando aún más tu visibilidad y la posibilidad de conectar con personas fuera de tu red inmediata.

Ofrece Valor Sin Expectativa de Reciprocidad

Uno de los principios más poderosos del networking efectivo es ofrecer valor sin esperar nada a cambio. Al proporcionar contenido útil y educativo, estás contribuyendo al crecimiento y desarrollo de otros en tu campo. Esta generosidad puede generar buena voluntad y aumentar la probabilidad de que otros te recomienden o te tengan en cuenta para oportunidades futuras.

Consejos para la Creación de Contenido

- **Conoce a Tu Audiencia:** Entiende las necesidades, desafíos y preguntas frecuentes de tu público objetivo para crear contenido que responda a estos puntos.

- **Sé Consistente:** Pública contenido regularmente para mantener a tu audiencia comprometida y asegurar que tu marca permanezca relevante.
- **Promueve tu Contenido:** Utiliza tus redes sociales y plataformas profesionales para compartir tu contenido y alcanzar una audiencia más amplia.
- **Mide el Impacto:** Analiza cómo tu contenido está siendo recibido a través de métricas como vistas, compartidos, y el engagement para ajustar tu estrategia según sea necesario.

Incorporar la creación de contenido de valor como parte de tu estrategia de desarrollo profesional y de negocios no solo puede mejorar tu reputación y autoridad en tu campo sino también abrir nuevas avenidas para el crecimiento y el networking efectivo.

Estrategias para Mantener tu Red de Contactos

Comunicación Regular

- Mantén el contacto con tu red a través de mensajes, correos electrónicos o llamadas periódicas. Una simple nota para preguntar cómo están o compartir un artículo de interés puede mantener la relación activa.

Ofrecer Ayuda

- Busca oportunidades para ofrecer tu ayuda o asesoría a tus contactos. Esto puede ser desde dar feedback sobre un proyecto hasta introducirlos a otro contacto que pueda ayudarles. Ofrecer soporte sin esperar nada a cambio fortalece las relaciones profesionales.

Reuniones Cara a Cara

- Siempre que sea posible, organiza encuentros cara a cara con tus contactos más importantes. Las reuniones personales pueden ser más efectivas para fortalecer lazos que los encuentros virtuales.

Participación Activa en Comunidades Profesionales

- Ser un miembro activo de comunidades profesionales, ya sean online o locales, te permite mantener el contacto con tus pares y estar al tanto de las novedades de la industria.

Feedback y Reconocimiento

- No dudes en pedir feedback sobre tu trabajo y estar abierto a la crítica constructiva. Del mismo modo, reconoce los logros de tus contactos y felicítalos cuando sea apropiado. Esto crea un entorno de apoyo mutuo.

Consideraciones Finales

El networking efectivo no se trata solo de incrementar el número de contactos, sino de construir relaciones significativas y de apoyo mutuo. Al desarrollar y mantener tu red de contactos, considera estas consideraciones finales para maximizar el valor de tu esfuerzo de networking:

Personalización en las Interacciones

- Personaliza tus interacciones lo más posible. Ya sea al enviar solicitudes de conexión en LinkedIn o al escribir correos electrónicos, incluir detalles específicos y mensajes personalizados aumenta la probabilidad de establecer conexiones significativas. Evita los mensajes genéricos que puedan parecer impersonales o automatizados.

Calidad sobre Cantidad

- Enfócate en la calidad de las conexiones sobre la cantidad. Es más valioso tener una red más pequeña de contactos con los que interactúas regularmente y de manera significativa, que una amplia red de personas con las que apenas tienes relación.

Reciprocidad

- El networking es una calle de doble sentido. Asegúrate de ofrecer tanto valor como el que esperas recibir. Esto podría ser en forma de conocimiento compartido, referencias, o simplemente ofreciendo tu tiempo para escuchar y apoyar a los demás.

Mantén un Registro

- Llevar un registro de tus contactos y las interacciones que has tenido con ellos puede ayudarte a mantener relaciones a largo plazo. Apunta detalles como los intereses de cada persona, conversaciones importantes que hayas tenido y cuándo fue la última vez que te pusiste en contacto. Esto puede facilitar la personalización de tus interacciones futuras.

Sé Auténtico

- La autenticidad es clave en el networking. Sé tú mismo y enfócate en construir relaciones genuinas. La gente se siente más inclinada a conectar y colaborar con alguien que muestra su verdadero ser, con honestidad y transparencia.

Sé Paciente y Persistente

- El desarrollo de una red de contactos efectiva no sucede de la noche a la mañana. Requiere tiempo, esfuerzo y persistencia. Mantén tus esfuerzos de networking de forma constante, incluso cuando no estés buscando activamente nuevas oportunidades. Nunca sabes cuándo un contacto puede resultar valioso.

Evalúa y Ajusta tu Estrategia

- Con el tiempo, evalúa qué tácticas de networking están funcionando mejor para ti y cuáles no. No tengas miedo de ajustar tu estrategia según sea necesario. El mundo de los negocios y las tecnologías de comunicación están en constante evolución, por lo que es importante mantener un enfoque flexible.

Implementando estas estrategias y consideraciones en tu enfoque de networking, puedes desarrollar una red de contactos sólidos y valiosos que apoyará tu crecimiento personal y el éxito de tu negocio a largo plazo.

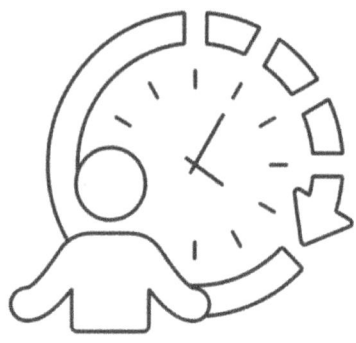

Hábitos de 21 días para el éxito

El concepto de los 21 días como el tiempo necesario para establecer un nuevo hábito se ha popularizado, aunque su origen proviene de un malentendido de un estudio realizado por el Dr. Maxwell Maltz en la década de 1960. Maltz observó que algunos pacientes necesitaban aproximadamente tres semanas para ajustarse a cambios físicos después de la cirugía plástica. Sin embargo, no encontró evidencia sólida que respaldara la afirmación de que 21 días es el tiempo exacto requerido para formar un nuevo hábito.

A pesar de ello, la idea de los 21 días ha perdurado en la cultura popular, y se ha convertido en un marco temporal comúnmente utilizado para desafíos de desarrollo personal y cambios de hábitos. Aunque la duración exacta para formar un nuevo hábito puede variar significativamente de una persona a otra y depende del comportamiento específico que se esté tratando de adoptar, hay algunas razones por las cuales los 21 días pueden ser un punto de partida útil:

- **Establecimiento de rutinas**: Durante este período, puedes establecer una rutina diaria que incluya el nuevo hábito que deseas adoptar. La consistencia es clave para el establecimiento de hábitos duraderos, y los 21 días te brindan la oportunidad de integrar la nueva actividad en tu vida diaria.
- **Construcción de momentum**: Al comprometerte con un cambio durante un período de tiempo definido, puedes construir momentum y motivación. Ver tu progreso durante

estos 21 días puede aumentar tu confianza en tu capacidad para mantener el hábito a largo plazo.
- **Conciencia y reflexión**: Al enfocarte en un nuevo hábito durante 21 días, puedes desarrollar una mayor conciencia sobre tus comportamientos y patrones de pensamiento. Esto te permite identificar y abordar los desafíos que puedan surgir en el camino.
- **Creación de estructura mental**: La repetición constante de una actividad durante 21 días puede ayudar a establecer conexiones neuronales en el cerebro, lo que facilita la automatización del comportamiento y la transformación del hábito en una parte integral de tu vida diaria.

En resumen, aunque los 21 días no son una regla estricta para formar un nuevo hábito, pueden servir como un período útil para iniciar el proceso de cambio y establecer una base sólida para el desarrollo de hábitos positivos a largo plazo. La clave es la consistencia, la motivación y la adaptación a las necesidades individuales de cada persona.

Crea tu plan de de hábitos

Crear un planner de hábitos de 21 días para emprendedores es una excelente forma de fomentar la disciplina, mejorar la productividad y fomentar el bienestar personal y profesional. Aquí te presento una estructura básica para un planner de 21 días, enfocado en emprendedores en el campo del cuidado y la enfermería. Este planner incluye actividades diarias diseñadas para construir y reforzar hábitos clave para el éxito.

Día 1 a Día 3: Establecimiento de Objetivos y Planificación

- **Día 1:** Define tus objetivos SMART a corto y largo plazo.
- **Día 2:** Crea un mapa visual de tus metas y cómo alcanzarlas.
- **Día 3:** Planifica tu semana, estableciendo tareas prioritarias y bloqueos de tiempo para actividades esenciales.

Día 4 a Día 6: Desarrollo Personal y Aprendizaje Continuo

- **Día 4:** Dedica 30 minutos a leer un libro o artículo relevante para tu industria.

- **Día 5:** Identifica un curso o taller en línea para mejorar una habilidad clave.
- **Día 6:** Reflexiona sobre lo aprendido y cómo aplicarlo a tu negocio.

Día 7 a Día 9: Salud y Bienestar

- **Día 7:** Inicia tu día con una actividad física de 30 minutos.
- **Día 8:** Practica 15 minutos de meditación o mindfulness.
- **Día 9:** Prepara una comida saludable y balanceada, enfocándote en la nutrición.

Día 10 a Día 12: Construcción de Redes y Comunidad

- **Día 10:** Conecta con un nuevo contacto en LinkedIn relacionado con tu campo.
- **Día 11:** Participa en un foro o grupo de discusión en línea de tu industria.
- **Día 12:** Programa una reunión virtual o café con un mentor o colega.

Día 13 a Día 15: Gestión del Tiempo y Productividad

- **Día 13:** Implementa la técnica Pomodoro para una tarea compleja.
- **Día 14:** Evalúa tus distracciones más comunes y establece estrategias para minimizarlas.
- **Día 15:** Revisa tu progreso semanal y ajusta tu planificación según sea necesario.

Día 16 a Día 18: Gratitud y Positividad

- **Día 16:** Escribe tres cosas por las que estás agradecido en tu diario de gratitud.
- **Día 17:** Envía un mensaje de agradecimiento o reconocimiento a un empleado o colaborador.

- **Día 18:** Reflexiona sobre un desafío reciente y la lección positiva que aprendiste de él.

Día 19 a Día 21: Flexibilidad y Adaptabilidad

Día 19: Identifica un aspecto de tu negocio que requiera adaptación o mejora.

Día 20: Desarrolla un plan de acción para implementar los cambios identificados.

Día 21: Evalúa el impacto de los cambios y celebra tus logros. Reflexiona sobre los hábitos desarrollados y planea cómo mantenerlos a largo plazo.

Cada día del planner incluye también espacios para:

- **Logros del Día:** Anotaciones breves sobre lo que se logró.
- **Lecciones Aprendidas:** Reflexiones sobre los desafíos y aprendizajes.
- **Agradecimientos:** Espacio para anotar por lo que se siente agradecido ese día.

Este planner de 21 días no solo ayuda a los emprendedores a construir hábitos positivos sino también a mantener un registro de su progreso y reflexiones, fomentando un ciclo continuo de crecimiento y mejora. Recuerda que la consistencia es clave, y la repetición de estos hábitos durante y después de los 21 días fortalecerá tu camino hacia el éxito personal y profesional.

Sobre mí

Mi nombre es Valezzy Alverio Márquez, soy una enfermera generalista nacida en Puerto Rico. Poseo una Maestría en Ciencias de Enfermería con concentración en Liderazgo y Administración de Servicios de Salud. Estoy certificada en coaching puro y estratégico, avalado por la ICF. Además, cuento con certificaciones en asistencia administrativa en sistemas de oficina, marketing digital y redes sociales, entre otras, lo que me permite brindar servicios con excelencia.

Soy una apasionada autodidacta y una ávida lectora, siempre en busca de oportunidades para seguir aprendiendo. Desde los 12 años, he cultivado mi talento en la poesía, y a lo largo de los años, he podido combinar esta pasión con mi vocación en el cuidado de la salud. Mi experiencia abarca el cuidado de adultos mayores y personas de todas las edades, brindando una atención centrada en planes personalizados tanto en entornos domiciliarios como hospitalarios. Mi conocimiento y experiencia directa con diversas poblaciones me han permitido colaborar con centros de atención para personas mayores, así como con cuidadores y enfermeras, en la creación de programas educativos adaptados a sus necesidades.

Desde el 2018, tengo el honor de desempeñarme como administradora de "Cuidar es mi vocación", lo que me ha brindado la oportunidad de compartir mis experiencias con colegas y estudiantes. Mi labor se sustenta en sólidos valores éticos y morales, así como en una profunda empatía hacia quienes requieren cuidados.

Mi misión es contribuir, en la medida de mis posibilidades, a la construcción de un mundo más empático hacia la población mayor y aquellos que dependen de cuidados. Dada la creciente proporción de personas en esta situación, considero que es crucial fomentar la compasión y la comprensión.

Mi resiliencia me ha impulsado a compartir mi esencia como alguien compasiva, decidida y emprendedora. Heredé de mi padre la semilla de la escritura, y he transformado mi pasión por la poesía en una herramienta para contribuir a la sociedad. Reconozco la necesidad apremiante de empatía y motivación en el ámbito del cuidado de la salud, y me siento comprometida a hacer mi parte para marcar la diferencia.

Afiliación

Soy miembro orgulloso de **The National Society of Leadership and Success (NSLS)**, una organización dedicada a identificar y desarrollar líderes con un compromiso hacia la excelencia personal, el impacto positivo en sus comunidades y el servicio a los demás. Como miembro de la NSLS, he sido reconocida por mi dedicación al liderazgo y mi esfuerzo continuo por inspirar a otros a alcanzar su máximo potencial.

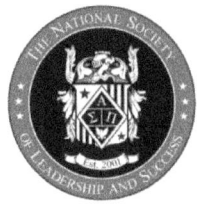

Referencias

Departamento de Salud. (2022). Alzheimer: Conoce tus señales. *pr.gov*. https://www.salud.gov.pr/CMS/418

Fundación Pascual Maragall. (sf), El síndrome del cuidador: ¿qué es y cómo prevenirlo?. https://blog.fpmaragall.org/sindrome-del-cuidador-que-es-y-como-prevenirlo

Gaunt A. (2018). Los 10 deberes y responsabilidades principales de un cuidador de personas mayores. *Surpass*. https://surpassliving-com.translate.goog/top-10-duties-and-responsibilities-of-a-senior-caregiver/?_x_tr_sl=en&_x_tr_tl=es&_x_tr_hl=es-419&_x_tr_pto=sc

Gurola G. A. D. (2018). Los 10 Mandamientos de la hygiene del sueño para adultos mayors (por la c World Sleep Society). *Elseiver*. https://www.elsevier.com/es-es/connect/actualidad-sanitaria/los-10-mandamientos-de-la-higiene-del-sueno-para-adultos-por-la-world-sleep-society

Hamed A, Bohm S, Mersmann F, Arampatzis A: Follow-up efficacy of physical exercise interventions on fall incidence and fall risk in healthy older adults: A systematic review and meta-analysis. *Sports Medicine Open* 4(1):1–19, 2018. doi: 10.1186/s40798-018-0170-z

Hwang U, Dresden SM, Rosenberg MS, et al: Geriatric emergency department innovations: Transitional care nurses and hospital use. *J Am Geriatr Soc* 66(3):459-466, 2018. doi: 10.1111/jgs.15235

Mayo Clinic. (2021). EPOC. https://www.mayoclinic.org/es-es/diseases-conditions/copd/symptoms-causes/syc-20353679

Mayo Clinic. (2023). Ulceras por presión. https://www.mayoclinic.org/es/diseases-conditions/bed-sores/diagnosis-treatment/drc-20355899

MedlinePlus. (2021). Accidente cerebro vascular. Biblioteca Nacional de Medicina. https://medlineplus.gov/spanish/ency/article/000726.htm

https://medlineplus.gov/spanish/ency/patientinstructions/000660.htm

MedlinePlus. (2022). Cuidados – manejo de los medicamentos. *Biblioteca Nacional de Medicina.*

    https://medlineplus.gov/spanish/ency/patientinstructions/000952.htm

Tabloski P. A. (2010). Enfermería Gerontológica. 2da. Ed. *Pearson.*

Smith F. S., Duell J.D. ed. At. (2009). Técnicas de enfermería. Volumen 1

Shenot P. J. (2021). Retencion urinaria. *Manual Merck.*

    https://www.merckmanuals.com/es-pr/hogar/trastornos-renales-y-del-tracto-urinario/trastornos-de-la-micci%C3%B3n/retenci%C3%B3n-urinaria?query=Retenci%C3%B3n%20urinaria

www.ingramcontent.com/pod-product-compliance
Lightning Source LLC
Chambersburg PA
CBHW050206230526
45470CB00001B/254